全国中医药行业高等教育“十三五”规划教材

全国高等中医药院校规划教材（第十版）

壮医药线点灸学

（供壮医学专业用）

主　编
林　辰

副主编
陈　攀　李晶晶

编　委（以姓氏笔画为序）
方　刚　杨建萍　宋　宁　陈　红
陈　斌　陈晓丽　范小婷　覃斌宁
黎玉宣　滕红丽　薛丽飞

中国中医药出版社
·北　京·

图书在版编目（CIP）数据

壮医药线点灸学 / 林辰主编 . —北京：中国中医药出版社，2017.1（2023.8 重印）

全国中医药行业高等教育“十三五”规划教材

ISBN 978 – 7 – 5132 – 3929 – 5

Ⅰ . ①壮…　Ⅱ . ①林…　Ⅲ . ①壮族 – 民族医学 – 针灸疗法 – 中医药院校 – 教材　Ⅳ . ① R291.8

中国版本图书馆 CIP 数据核字（2016）第 297705 号

中国中医药出版社出版

北京经济技术开发区科创十三街 31 号院二区 8 号楼
邮政编码　100176
传真　010 64405721
唐山市润丰印务有限公司印刷
各地新华书店经销

开本 850 × 1168　1/16　印张 8.25　字数 212 千字
2017 年 1 月第 1 版　2023 年 8 月第 6 次印刷
书号　ISBN 978 – 7 – 5132 – 3929 – 5

定价 40.00 元
网址　www.cptcm.com

服 务 热 线　010–64405510
购 书 热 线　010–89535836
微信服务号　zgzyycbs

微商城网址　https://kdt.im/LIdUGr
官 方 微 博　http://e.weibo.com/cptcm

天猫旗舰店网址　https://zgzyycbs.tmall.com

全国中医药行业高等教育“十三五”规划教材

全国高等中医药院校规划教材（第十版）

专家指导委员会

编审专家组

组　长

王国强（国家卫生计生委副主任　国家中医药管理局局长）

副组长

张伯礼（中国工程院院士　天津中医药大学教授）
王志勇（国家中医药管理局副局长）

组　员

卢国慧（国家中医药管理局人事教育司司长）
严世芸（上海中医药大学教授）
吴勉华（南京中医药大学教授）
王之虹（长春中医药大学教授）
匡海学（黑龙江中医药大学教授）
刘红宁（江西中医药大学教授）
翟双庆（北京中医药大学教授）
胡鸿毅（上海中医药大学教授）
余曙光（成都中医药大学教授）
周桂桐（天津中医药大学教授）
石　岩（辽宁中医药大学教授）
黄必胜（湖北中医药大学教授）

全国中医药行业高等教育“十三五”规划教材

全国高等中医药院校规划教材（第十版）

壮医学专业教材编写委员会

总前言

为落实《国家中长期教育改革和发展规划纲要（2010–2020年）》《关于医教协同深化临床医学人才培养改革的意见》，适应新形势下我国中医药行业高等教育教学改革和中医药人才培养的需要，在国家中医药管理局教材建设工作委员会办公室（以下简称“教材办”）、中国中医药出版社在国家中医药管理局领导下，在全国中医药行业高等教育规划教材专家指导委员会指导下，总结全国中医药行业历版教材特别是新世纪以来全国高等中医药院校规划教材建设的经验，制定了“‘十三五’中医药教材改革工作方案”和“‘十三五’中医药行业本科规划教材建设工作总体方案”，全面组织和规划了全国中医药行业高等教育“十三五”规划教材。鉴于由全国中医药行业主管部门主持编写的全国高等中医药院校规划教材目前已出版九版，为体现其系统性和传承性，本套教材在中国中医药教育史上称为第十版。

本套教材规划过程中，教材办认真听取了教育部中医学、中药学等专业教学指导委员会相关专家的意见，结合中医药教育教学一线教师的反馈意见，加强顶层设计和组织管理，在新世纪以来三版优秀教材的基础上，进一步明确了“正本清源，突出中医药特色，弘扬中医药优势，优化知识结构，做好基础课程和专业核心课程衔接”的建设目标，旨在适应新时期中医药教育事业发展和教学手段变革的需要，彰显现代中医药教育理念，在继承中创新，在发展中提高，打造符合中医药教育教学规律的经典教材。

本套教材建设过程中，教材办还聘请中医学、中药学、针灸推拿学三个专业德高望重的专家组成编审专家组，请他们参与主编确定，列席编写会议和定稿会议，对编写过程中遇到的问题提出指导性意见，参加教材间内容统筹、审读稿件等。

本套教材具有以下特点：

1. 加强顶层设计，强化中医经典地位

针对中医药人才成长的规律，正本清源，突出中医思维方式，体现中医药学科的人文特色和“读经典，做临床”的实践特点，突出中医理论在中医药教育教学和实践工作中的核心地位，与执业中医（药）师资格考试、中医住院医师规范化培训等工作对接，更具有针对性和实践性。

2. 精选编写队伍，汇集权威专家智慧

主编遴选严格按照程序进行，经过院校推荐、国家中医药管理局教材建设专家指导委员会专家评审、编审专家组认可后确定，确保公开、公平、公正。编委优先吸纳教学名师、学科带头人和一线优秀教师，集中了全国范围内各高等中医药院校的权威专家，确保了编写队伍的水平，体现了中医药行业规划教材的整体优势。

3. 突出精品意识，完善学科知识体系

结合教学实践环节的反馈意见，精心组织编写队伍进行编写大纲和样稿的讨论，要求每门教材立足专业需求，在保持内容稳定性、先进性、适用性的基础上，根据其在整个中医知识体系中的地位、学生知识结构和课程开设时间，突出本学科的教学重点，努力处理好继承与创新、理论与实践、基础与临床的关系。

4. 尝试形式创新，注重实践技能培养

为提升对学生实践技能的培养，配合高等中医药院校数字化教学的发展，更好地服务于中医药教学改革，本套教材在传承历版教材基本知识、基本理论、基本技能主体框架的基础上，将数字化作为重点建设目标，在中医药行业教育云平台的总体构架下，借助网络信息技术，为广大师生提供了丰富的教学资源和广阔的互动空间。

本套教材的建设，得到国家中医药管理局领导的指导与大力支持，凝聚了全国中医药行业高等教育工作者的集体智慧，体现了全国中医药行业齐心协力、求真务实的工作作风，代表了全国中医药行业为“十三五”期间中医药事业发展和人才培养所做的共同努力，谨向有关单位和个人致以衷心的感谢！希望本套教材的出版，能够对全国中医药行业高等教育教学的发展和中医药人才的培养产生积极的推动作用。

需要说明的是，尽管所有组织者与编写者竭尽心智，精益求精，本套教材仍有一定的提升空间，敬请各高等中医药院校广大师生提出宝贵意见和建议，以便今后修订和提高。

国家中医药管理局教材建设工作委员会办公室

中国中医药出版社

2016年6月

前 言

壮医学专业教材作为全国中医药行业高等教育“十三五”规划教材，是为了培养更多符合壮医药事业发展需要的合格壮医药专门人才而编写。在党和政府的关怀、重视和支持下，近30年来，我国的壮医药事业取得了较大的发展。经过大规模、有组织、有计划地发掘整理和研究提高，壮医药已基本形成了自己独特的理论体系，建立了自己的医、教、研机构，在国家医疗卫生领域中的地位和作用不断上升，人民群众对壮医药的需求也与日俱增。广西中医药大学根据近30年在壮医药科研、教学方面的深厚积淀，开创了壮医药高等教育，于2002年9月正式设立中医学（壮医方向）专业。2011年，经教育部高等教育司审核批准，正式设立我国高等医学教育又一个新的专业——壮医学专业，并于2011年9月开始招生，实现了民族医药高等教育的新突破。

“十二五”期间，壮医药事业迎来了千载难逢的良好发展机遇。根据《国务院关于进一步促进广西经济社会发展的若干意见》精神和《中国（广西）壮瑶医药振兴计划规划纲要》等文件的指导思想，“广西要加快中医药、民族医药发展，推动壮瑶医药发展实现新突破，不断满足人民群众日益增长的医疗卫生服务需求。广西中医药大学作为广西唯一的中医药、民族医药教育机构，要为广西中医药、民族医药事业发展提供充足的高层次人才，在人才培养、科学研究、文化传承与创新、服务地方社会经济发展等方面发挥重要的作用。”

2002年9月，为了满足中医学（壮医方向）专业教学需要，广西中医药大学组织有关研究人员和教师，在总结近20年来壮医药发掘整理和研究的成果基础上，结合实践验证，按照教学任务要求，编写了12种内部试用的壮医学本科系列教材。2006年经过重新补充修订后正式出版了我国首套壮医学本科专业教材——高等学校壮医药专业教材，供壮医学人才培养使用。该套教材的出版，不仅实现了高等壮医药教育教材建设零的突破，同时也为壮医药高级人才培养提供了重要的保证。2011年，该套教材获得了广西高等学校优秀教材一等奖。经过近10年的实践、总结和发展，壮医药产生了一些新的理论和成果，这些理论和成果经过实践检验后应尽快向教学转化。为此，广西中医药大学向国家中医药管理局教材建设工作委员会办公室、中国中医药出版社递交了“全国中医药行业高等教育规划教材”选题申报书，对壮医学专业教材提出了再版申请。在国家中医药管理局教材建设工作委员会和中国中医药出版社的大力支持下，申报获立项，至此壮医学专业教材首次纳入中医药行业高等教育规划教材。

“十三五”中医药行业高等教育规划壮医学专业教材是在2006年版教材的基础上修订而成。本次修订，在保留《壮族医学史》《壮医基础理论》《壮医诊断学》等教材的基础上，根据学科发展的需要，将《壮医方药学》分为《壮药学》和《壮医方剂学》，并在《壮医内科学》中增加了壮医儿科的内容，整合为《壮医内儿科学》，在《壮医外科学》中增加了骨伤科学内容，整合为《壮医外伤科学》，同时增加了《壮医针灸学》《壮医经筋学》《壮语基础》3种教材，课程由原来的12种增加到16种。本套教材坚持育人为本，重视发挥教材在人才培养中的基础性作用，充分展现我国壮医药的特色和在医疗、保健、科研、文化等方面取得的新成就，以期成为符合教育规律和人才成长规律，并具有科学性、先进性、适用性的特色教材。

教材是培养人才和传授知识的重要工具，由于水平所限，本套教材若存在不足，请读者提出宝贵意见，以便再版修订时提高。

壮医学专业教材编写委员会

2016年9月

编写说明

壮医药线点灸最早来源于广西柳江县壮族龙氏家族，在20世纪70年代之前，该疗法仅在龙氏家族传承。从20世纪70年代末开始，以广西中医药大学黄瑾明教授为代表的学者们将来源于龙氏家族的壮医药线点灸疗法进行了较为系统的挖掘整理，对壮医药线点灸疗法的疗效机制、主要功效及临床规范应用等展开了较为深入、系统的研究，并取得了丰硕的成果。1986年《壮医药线点灸疗法》一书出版，2006年《壮医药线点灸学》本科教材出版。近30年来，壮医药线点灸在基础研究与临床应用研究方面取得了长足发展，既从理论层面上进行了梳理、总结、凝练和提升，又在临床实践中不断验证及规范，使壮医药线点灸得到更快、更好地发展与应用。本教材在2006年《壮医药线点灸学》基础上，对其内容进行了凝练、调整和修正，同时融入了近10年来壮医药线点灸临床实践应用经验及科研成果，凸显了科研成果反哺教学的理念。

本教材绪论部分介绍壮医药线点灸的基本概念及发展简史。第一章基础理论阐述壮医药线点灸的指导理论、治疗机理、主要功效及特点。第二章壮医穴位基础阐述壮医药线点灸地环穴、经验穴及取穴原则。第三章点灸技术主要阐述壮医药线点灸操作技术。第四章临床应用主要阐述壮医药线点灸治疗临床各科多发病、常见病的方法。

本教材明确了壮医药线点灸以阴阳为本、三气同步论、三道两路学说及气血均衡论等为指导理论，梳理了临床用穴、选穴原则规律，规范了操作技术、点灸刺激量及临床应用的方法。本教材可供壮医学专业、中医学专业及其他相关专业本科教学使用。

由于学识水平有限，教材中若有疏漏之处，请读者提出宝贵意见，以便再版时修订提高。

《壮医药线点灸学》编委会

2016年12月

目 录

绪 论

壮医药线点灸是壮医特色外治法之一，壮医药线点灸学是壮医学的重要组成部分。壮医药线点灸学的形成与发展深受壮族民族思想、文化、习俗及壮族聚居地的地理环境及气候等多种因素影响。因此，壮医药线点灸学具有显著的壮族民族特色及壮族地区的地域特点。

一、基本概念

壮医药线点灸是采用经过多种壮药制备液浸泡过的直径在 0.25 ～ 1mm 之间的苎麻线，取出后将一端在灯火上点燃，使之形成圆珠状炭火后迅速将此炭火直接灼灸在体表的穴位或部位，用以预防和治疗疾病的一种独特医疗保健方法。药线点灸疗法是壮医临床治疗疾病和预防疾病的重要手段和方法之一。

壮医药线点灸学是以壮医理论为指导，研究药线点灸选穴方法、用穴规律、取穴原则及点灸操作方法，探讨运用药线点灸防治疾病规律的一门学科。壮医药线点灸学是壮医学的重要组成部分，主要包括壮医环穴、经验穴的取穴方法、用穴规律、处方原则、点灸技术及临床应用。

壮医药线点灸学起源于实践经验，是在长期的临床实践过程中，经过不断总结临床实践经验、完善及规范操作技术、提炼指导理论、拓充适宜病症范畴及不断总结防治疾病规律，逐渐形成的一门学科。

二、发展简史

壮医药线点灸疗法由广西壮族自治区柳州市柳江县龙氏家族创立，是龙氏家族祖传的治病技法，主要在中国南方壮族地区流传，以广西柳江一带为轴心，辐射周边的壮族聚居地域。壮医药线点灸疗法始于什么年代，由于没有确切的文字记载，故无从考证。有据可查的壮医药线点灸的传承与应用历史，可追溯到 20 世纪 30 年代。当时龙氏家族已经用药线点灸疗法为当地乡亲治病，而且在 20 世纪 30 年代至 70 年代中后期，该疗法仅在龙氏家族内部口耳相传，药线的制作及操作技术等均不对外公开。壮医药线点灸在龙氏家族传承的大概过程为：龙玉乾的曾祖父传给儿媳龙覃氏，龙覃氏传给她的儿子龙见浤，龙见浤传给儿子龙玉乾。壮医药线点灸传承到龙玉乾这一代，龙玉乾打破家规，将药线点灸疗法向世人公开。这就意味着壮医药线点灸传到龙玉乾这一代时，其传承方式发生了根本改变，不再仅限于龙氏家族内部口耳相传了。

（一）龙氏家传时期

早在 20 世纪 30 年代，龙覃氏就用药线点灸疗法在当地为乡亲们治病，救人无数，深得民众信赖，柳江流域方圆数百里无人不晓。龙覃氏把龙家祖传的独门医术——药线点灸疗法单传给她的儿子龙见浤，龙见浤又把这一疗法传承给儿子龙玉乾。

NOTE

龙玉乾（1929—2006）是壮医药线点灸疗法的主要传人和实践应用推广者。龙玉乾幼年时，父亲既向他传授医术，又向他讲述祖母的家传遗训："不求金玉重重富，但愿儿孙个个贤。"这是龙氏家族的祖训，也是龙氏家族的治家格言，更是龙氏家族的行医之道。龙玉乾自幼接受祖传壮医药线点灸的熏陶，从小师从祖母行医，积累了丰富的临床经验，并参加承钧中医班学习中医4年，将先辈传下的药线点灸疗法在实践中不断创新和发展。

1951年，龙玉乾参加了工作，先后在广西壮族自治区柳江县农场、广西壮族自治区柳江县成团乡农业技术推广站、广西壮族自治区柳江县农业局、广西壮族自治区柳江县福塘乡党委、广西壮族自治区柳江县百朋乡党委、广西壮族自治区计划委员会、广西中医学院、广西壮族自治区柳州地区行署农业局、广西壮族自治区柳州地区行署卫生局、广西壮族自治区柳州地区民族医药研究所等单位工作；先后担任广西壮族自治区柳江县农业局局长、广西壮族自治区柳江县福塘乡党委书记、广西壮族自治区柳江县百朋乡党委书记、广西壮族自治区柳州地区行署卫生局副局长、广西壮族自治区柳州地区民族医药研究所所长、广西民族医药协会副会长等职务。

龙玉乾虽然从事行政事务工作，但他总是在做好本职工作之余，牺牲大部分的休息时间和业余时间，一直坚持用壮医药线点灸为广大人民群众治病。数十年来，龙玉乾利用业余时间治疗的患者达数十万人次，治愈了许多疑难杂症，解除了许多患者的痛苦，深得广大群众的信赖和赞扬。龙玉乾以药线点灸疗法为代表，成功地诠释了壮医特色技法的显著疗效。

1977年上半年，龙玉乾调到广西中医学院（现广西中医药大学）第一附属医院工作，白天在门诊用壮医药线点灸为患者治病，而晚上和节假日的休息时间则行壮医药线点灸教学。龙玉乾不仅将自己的祖传经验和自己数十年所积累的实践经验和诊治体会传授给黄瑾明、黄汉儒和一大批医护工作者，还将祖传的药线点灸疗法进行了具体细致的整理，写成了学习药线点灸疗法的讲稿一至五讲，共10多万字。

20世纪80年代末，龙玉乾回到家乡柳州。在此期间，他不仅继续出诊治病，而且还继续带徒办班，传承星火。他常常在工作之余，刻苦钻研民族医药，勤于笔耕，结合丰富的临床实践经验，开始著书立说，不仅编成教材，还将自己的治疗心得撰写成多篇论文在民族医药大会上进行交流。

（二）黄氏挖掘整理研究时期

黄瑾明（1937—）率先开展对壮医药线点灸的发掘整理、研究提高及推广应用，并于1985年4月创建广西第一家壮医门诊部——广西中医学院壮医门诊部，把药线点灸疗法这一壮族民间的治病技法首次引进高等医药院校，并在班秀文、黄汉儒和黄鼎坚等人的倾力合作下对药线点灸疗法进行深入的挖掘整理研究及推广应用。

20世纪70年代，因工作需要，龙玉乾调到广西南宁工作，在此期间，龙玉乾用药线点灸义务为群众治病，所产生的社会影响极大。经过广西中医学院向上级组织部门申请，将龙玉乾调入广西中医学院工作。在广西中医学院工作的日子里，龙玉乾一部分时间配合黄瑾明等做科研工作，一部分时间在学院从事教学工作，一部分时间在第一附属医院门诊工作，为广西早期的民族医药人才培养做了大量的工作。也正是从这个时候开始，龙玉乾开始整理药线点灸的祖传资料，打破了药线点灸疗法这一传统技艺不传外人的家族规则，把自家祖传的药线点灸疗法的所有详细资料毫无保留地贡献出来，传授给广西中医学院的黄瑾明、黄汉儒、黄鼎坚等人。

NOTE

并和广西中医学院的班秀文、黄瑾明、黄汉儒、黄鼎坚等专家一起，共同开展一系列临床验证研究和实验研究。同时，写成讲义稿，编成教材，开始在广西中医学院传授。

1986年1月，在龙玉乾的协助下，黄瑾明等将龙玉乾祖传的药线点灸技术、临床经验及壮医门诊部应用药线点灸治疗疾病积累的临床资料等，进行全面分析，系统整理，初步总结、归纳、凝练出药线点灸的壮医指导理论、点灸选穴原则、用穴规律、操作技术及临床应用规律等内容，编写成了《壮医药线点灸疗法》一书，并由广西人民出版社出版，向全国各地发行。《壮医药线点灸疗法》是壮医发展史上首次以壮医命名的一部著作，荣获广西优秀科普作品二等奖。此外，由黄瑾明主持完成的"壮医药线点灸疗法的发掘整理及疗效验证研究"成果，荣获国家中医药科技进步二等奖和广西医药卫生科技进步一等奖，为有史以来壮医的首项科研成果；"壮医药线点灸疗法的研究和教学实践研究"成果，首次把壮医的科研成果转化为教材，并率先在大学本科教学中开设壮医药线点灸疗法的课程，获广西优秀教学成果二等奖。

接着，黄瑾明等又依据龙氏临床经验及壮医门诊部积累的病例治疗资料，提炼出精华部分，整理出版了一部临床应用专著《壮医药线点灸临床治验录》，并拍摄出版了《壮医药线点灸疗法》电视教学录像片（中、英文版）。在全国及美国、英国、澳大利亚、新加坡等国家推广应用，取得了较好的社会效益。

（三）发展繁荣时期

广西中医学院的班秀文、黄瑾明等先行者，根据龙玉乾祖传经验，从讲座、大学生兴趣小组开始，向大学生传播壮医药线点灸疗法。尤其是黄瑾明，率先在大学本科教学中开设壮医药线点灸疗法的课程，首次把自己主持完成的"壮医药线点灸疗法的研究和教学实践研究"成果，充实到教材中，使药线点灸疗法这一壮族民间的治病技法首度被引进国家的医疗、科研、教学单位，并广泛应用于临床各科，壮医药线点灸得到了更好的传承与发展。2000年开始，广西中医学院将壮医药线点灸授课对象从原有的中医学专业扩大到全校所有的医科专业。由黄瑾明、林辰编写出版的壮医专业本科系列教材之一《壮医药线点灸学》2006年由广西民族出版社出版。该教材明确了壮医药线点灸以阴阳为本、天地人三气同步论、三道两路学说及气血均衡论等为指导理论，规范了临床用穴、选穴、操作技术。广西中医学院将《壮医药线点灸学》设为壮医本科专业的必修课，并为其他各专业开设选修课，从而规范了壮医药线点灸学的教育，加大壮医药线点灸人才培养的力度，为壮医药线点灸的传承、发展、创新奠定了良好的基础。2008年，《壮医药线点灸学》被评为广西中医学院校级精品课程。2009年，《壮医药线点灸学》被评为广西壮族自治区级精品课程。2011年，壮医药线点灸入选第三批国家级非物质文化遗产名录。2012年《壮医药线点灸学》获得特色专业及一体化课程建设项目立项。

壮医药线点灸不仅在教学方面获得了蓬勃发展，在基础与应用研究方面也得到了前所未有的发展，焕发出勃勃生机。许多医务工作者、学者采用了现代科学技术方法与手段，对药线点灸进行临床疗效观察及技术操作规范与应用的研究，不断拓展其适应证、筛选其优势病种，并对壮医药线点灸疗效的作用机制进行实验研究，以揭示药线点灸的基本作用。对壮医药线点灸基础与应用的深入研究取得了令人瞩目的成果，壮医药线点灸学理论体系内容得到不断充实和完善，随着理论层面得到不断的梳理、总结、凝练及提升，临床应用规范得到不断的完善，壮医药线点灸临床服务可及性将会不断提高、医疗与预防保健服务能力不断增强。

NOTE

三、学习内容与要求

壮医药线点灸学是一门专业课程，主要内容包括壮医药线点灸的基本概念、基础理论、疗效机制、主要功效、点灸操作方法、点灸用穴规律、壮医穴位及临床应用等。该课程实践性、综合性较强，要求既要熟记基本概念、基础理论、壮医穴位及点灸用穴规律等，更要勤于实践，熟练掌握壮医药线点灸操作技术，只有这样，才能为临床应用打下扎实的基础。

通过这门课程的学习，要求掌握壮医药线点灸的基本概念、基础理论、基本知识和基本技能，达到能够初步应用壮医药线点灸的技术防治临床多发病、常见病的目的。

NOTE

第一章　基础理论

第一节　病因病机论

一、阴阳失调论

壮医“阴阳为本”的概念最早是由黄汉儒在《壮医基础理论体系概述》一文中提出的。黄汉儒认为，“阴阳为本”是壮医的天人自然观，“大自然的各种变化，壮医学认为都是阴阳对立、阴阳互根、阴阳消长、阴阳平衡、阴阳转化的反映和结果”。阴阳为本是“阴阳为本源”“阴阳为根本”之意，阴阳的存在及运动变化是天地万物运动变化的本源，阴阳的运动变化是天地万物普遍存在的一种客观现象。

根据壮医阴阳为本的理论，人体生理病理的各种变化、各种药物及治疗技法所起的作用、疾病的转归等都是人体内部阴阳运动变化的结果。健康是阴阳双方协调平衡的结果。疾病是病邪作用于人体，引起邪正相争，导致脏腑气血功能失常，机体阴阳失调所致。阴阳失调的具体形式有阴盛阳衰、阳盛阴衰、阴衰阳衰、阴盛阳盛、独阴独阳等，阴阳失调的各种形式都有其特定的表现。

二、三气不同步论

壮医“天、地、人三气同步”的概念最早由老壮医覃保霖总结出来，经过对民间壮医进行实地调查，证实确有此说，是根据壮语“人不得逆天地”或“人必须顺天地”意译而来。

天，指天气；地，指地气，两者合称天地自然之气。人，即人生命的活动规律。天在上，其气以降为顺，主降；地在下，其气以升为要，主升；人在中，其气以纳为宜，主和。天气、地气、人气三者都处在不断的运动变化之中，并且相互影响，相互作用。

天地人三气同步是指天、地、人三部之气协调平稳运行，才能保持人体最佳生命状态，即人体要保持健康的生理状态，不仅自身各部位的生理功能需协调一致，而且必须要与外界环境保持协调同步的关系。天地人三气同步论不仅强调了人自身的整体性，也强调了人与自然界的协调统一性。

天气主降，地气主升，天地之气上下交流感应，互为因果，导致万物的生长化收藏。人类作为自然界的产物和重要组成部分，必然受自然规律的支配和制约，天地之气不断运动和变化会直接或间接地影响人体。天地之气对人的影响基本表现为：其一，不仅人（人类）是天地之气的产物，而且每个人（自然人）的孕育也需要天地之气的滋养，天地之气不足就会引起人先天的不足，甚至夭亡；其二，在人出生以后的生长壮老已的生命历程中，都受到天地之气的影响和制约，人要健康长寿必须顺应自然界天地之气的变化。

NOTE

壮医学认为，天、地、人三气是不断运动变化的，是相互影响、相互作用的，并且天、地、人三气同步是以天、地为主导的三者之间的“同步”状态。“同步”是指三者之间协调平衡的一种状态，是常态。“天、地、人三气同步”的核心就是一个“动”字，即宇宙天地永远处在不断运动变化之中，人随着天、地之气的运动变化而变化。人对天、地之气的变化要主动适应，才能维持生存和健康的常度。如不能适应，就会发生疾病。

壮医学认为，人是一个有限的小宇宙单元，是一个有活着的生命状态的有机整体。身体的任何一个部分及内部各个要素之间都有其固有的运行规律，都缩影着天、地、人的整体信息，均存在天、地、人三部之气的互相依存、互相制约、互相影响、互成整体。脏腑、气血、骨肉等是构成人体生命的主要物质基础，三道两路是气血运行的主要通道，将人体内部的脏腑同外部的各种组织及器官联结成一个有机的整体，在结构上是不可分割的，在功能上是相互协调、相互为用的；在病理上是相互影响的。壮医学认为，上部为天（壮语称为巧），涵盖头面五官等，下部为地（壮语称为胴），涵盖腹部器官及下肢等，中部为人（壮语称为廊），涵盖胸部器官及上肢等。人体的天、地、人三部保持同步协调，才能维持正常的生理机能和生命活动。总体来说，天气主降，即属天部的器官组织在结构与功能方面向下与人部、地部的器官组织构成联系。地气主升，即属地部的器官组织在结构与功能方面向上与人部、天部的器官组织构成联系。人气主和，即属于中部的器官组织既向上与天部的器官组织构成联系，也向下与地部的器官组织构成联系，只有天、地、人各部的器官组织协调制约，总体处于“同步”的状态，才能维持正常的生命活动。倘若上部天气不主降，下部地气不主升，中部人气不和，天、地、人三部之气不能同步运行，脏腑骨肉功能失调，气血功能紊乱，三道两路不通，肢体百节受累，则疾病丛生。

三、三道两路不通论

三道，即谷道、气道、水道，均是维持人体生命活动所需营养物质化生、贮藏、输布、运行的场所。分而言之，谷道是饮食物消化吸收及精微输布之通道；气道是人体一身之气化生、输布之处所；水道则是人体水液化生、贮藏、输布、运行的地方。五谷禀天地之气以生长，赖天地之气以收藏，得天地之气以滋养人体。其进入人体得以消化吸收之通道称为“谷道”，主要是指食道和胃肠，故又将腹中称为谷府。水为生命之源，人体有水道进水出水，与大自然发生直接、密切的联系。水道与谷道同源而分流，在吸取水谷精微营养物质后，谷道排出粪便，水道主要排出汗、尿，水道的调节枢纽为肾与膀胱，故又将下腹称为水府。气道是人体与大自然之气相互交换的通道，进出于口鼻，其交换枢纽为肺，故胸中称为气府。三道畅通，调节有度，人体之气就能与天地之气保持同步协调平衡，即健康状态。三道阻塞或调节失度，则天、地、人三气不能同步运行而疾病丛生。

龙路与火路是壮医对人体内虽未直接与大自然相通，但却是维持人体生理功能和反映疾病动态的两条极为重要的内在封闭通路的命名。壮族传统认为龙是制水的，龙路在人体内即是血液的通道（有些壮医又称之为血脉、龙脉），其功能主要是为内脏骨肉输送营养。龙路有干线，有网络，遍布全身，循环往来，其中枢在心脏。火为触发之物，其性迅速（“火速”之谓），感之灼热。壮医学认为，火路在人体内为传感之道，用现代语言来说也可称为“信息通道”，其中枢在“巧坞”。火路同龙路一样，有干线及网络，遍布全身，使正常人体能在极短的时间内

NOTE

感受外界的各种信息和刺激，并经中枢“巧坞”的处理，迅速做出反应，以此来适应外界的各种变化，实现“三气同步”的生理平衡。火路阻滞不通，甚则阻断，则人体失去对外界的反应和适应能力，常常能导致疾病甚至引起死亡。

四、脏腑骨肉失调论

壮族先民对脏腑骨肉的认识，源于壮族先民对生产生活实践经验的总结及临床实践的观察。据考证，壮族先民很早就掌握了一定的人体生理解剖知识，这一点，在春秋战国至秦汉时代的广西宁明花山崖壁画上已有所反映。花山崖壁画上的人像各部大小、比例适中，位置正确。壮族先民对解剖知识的积累与壮族民间习俗有关，壮族民间素有拾骨迁葬的习俗，即二次葬的习俗，使壮族先民对骨骼有了更多的接触和了解。在北宋庆历年间（1041~1048），广西宜州还发生了一起大规模的解剖人体事件，即当时的统治者杀害了农民起义领袖欧希范，并对其遗体进行解剖，绘下了《欧希范五脏图》。据考证，这是我国医学史上的第一张人体解剖图。在现代，据对广西壮族聚居的武鸣、宁明、龙州、马山、忻城等地的壮族民间医生的调查，他们对人体解剖确有较深入的了解，广西武鸣县的壮医覃彩京（擅长壮医骨科）甚至能用壮语说出全身骨骼的名称，对这些骨骼的功能也有比较准确的表述，并用来指导壮医的临床实践。

脏腑主要指位于天部及人部空腔的相对独立的实体。壮医有脏腑的概念，但没有明确的脏与腑的区分，也没有脏与腑相表里的说法。壮医对各脏腑的称谓分别为：大脑称为“坞”，其含义为统筹、思考，凡出现精神情志方面的症状，壮医称为“巧坞乱”（壮语称头颅为“巧”），意为总指挥部功能出现紊乱；心脏称为“咪心头”，诸脏之首之意，亦即“咪心头”在诸脏中最为重要；肺称为“咪钵”；肝称为“咪叠”；胆称为“咪背”；肾称为“咪腰”；胰称为“咪曼”；脾称为“咪隆”；胃称为“咪胴”；肠称为“咪虽”；膀胱称为“咪小肚”；妇女胞宫称为“咪花肠”。这些脏腑各有其功能，共同协调、维持人体正常的生理功能，相互无表里或络属之分。当脏腑实体受损伤或相互协调失灵，就会引起机体功能失调，从而导致疾病的发生。

骨肉，壮医称为“夺诺”，骨肉构成人体的支架及形态，即人之所以具有人形，是有赖于骨肉的功能。骨肉还起到护卫的作用，保护人体脏腑不受外力伤害。人体的谷道、气道、水道、龙路、火路都在骨肉之廓内穿行，骨肉受损，可使人体三道两路受损而致某些疾病的发生。

五、气血失衡论

气主要指人体之气。气既是生命活动的物质基础，又是生命的动力，是构成人体的本源，即功能活动，是人体生命活力的体现。气，虽然肉眼看不见，但可以感觉得到。壮族先民从生活中直观地感受到气对于人体的重要性，如活着的生物都是有气的，“有气”是一切生物有生命的体现。壮医学认为气有两种：一种是有形之气，是指肉眼可以看到（比如气候寒冷时，人呼出的气雾），以及虽然肉眼看不到，但可以感觉到的大自然之气，活人有气息，一呼一吸，进出的都是气，人死了呼吸就会停止，自然不会有气进出；另一种是无形之气，这主要是指人的生命活力，比如活人呼吸进出全是气，呼吸出入正常则生命活力旺盛，呼吸减弱则生命活力减退，呼吸停止则生命运动停止。壮医诊断一个患者是否已经死亡，主要依据三点：一是观巧

NOTE

坞是否停止一切活动，如巧坞停止一切活动则意味着人的死亡。二是听咪心头是否还在跳动，人死了咪心头就会停止跳动。三是察鼻孔还有否呼吸，即有无气进出。人死了呼吸就会停止，自然不会有气进出了。可见有气无气是判断生与死的标志之一。从这个意义上可以说人体生命以气为原，以气为要，以气为用，有了疾病则以气为治。

血，壮语称为“勒”，是循行在龙路之中的含有丰富营养的红色液体，是构成人体和维持人体生命活动的基本物质之一，具有营养和滋润全身的生理功能，是营养全身骨肉脏腑、四肢百骸的极为重要的物质，又是神志活动的物质基础，具有上注巧坞濡脑养神的作用。血由气所化生，运行于龙路之中，外达皮毛四肢百骸官窍，内至脏腑组织，循龙路网络运行不息，对人体各部分起营养滋润作用，以维持其正常的生理活动。

气血化生于谷道、水道、气道，运行于龙路、火路，滋养着全身组织器官，最后又通过谷道、水道、气道排出人体代谢产物，化归自然界，完成气血的循环周期，如此周而复始，如环无端，使人体各脏腑组织官窍的功能得以正常发挥，从而维持人体的正常生命活动。气血同为人体的基本营养物质，通过龙路、火路的网络而循环流行，上达天部，下抵地部，中行人部，布散全身，滋养机体，共同维持人体的生命活动。气血充足，人体才可得到滋润，生命活动才有了原动力。气血在滋养人体各种组织器官的同时，收集体内各种代谢产物，通过龙路、火路的输送，回传到谷道、水道、气道，再由三道排出体外，化生为自然界的天气、地气。因此，气血从化生、运行输布到滋养、排泄，历经四大过程，每一过程均须平衡调畅，方能维持人体的正常生命活动，气血平衡是人体健康的先决条件。

气和血一阳一阴，是构成人体的基本物质。气血保持协调平衡，则人体内部的天、地、人三部之气就能同步协调运行，并能与大自然的天气、地气保持同步运行，生化不息，从而使人体处于健康状态。

壮医传统口诀：“疾患并非无中生，乃系气血不均衡。”这说明人体不会无缘无故生病，人体发病与气血功能失调密切相关。

气血均衡是指气顺血足，气血运行通畅，气血调和，整个机体才能维持在平衡状态，具有一定的适应力、防卫力与自愈力以适应外界天地之气变化。如果气血平衡关系失调，则致疾病的产生。因此，在治疗上，调气调血是壮医治疗病症的主要手段之一。

六、毒虚致病论

凡是能够对人体造成伤害的致病因素称为毒。毒邪入侵人体，则正邪相争，导致气血紊乱，脏腑功能失调，天、地、人三气不能同步而发病。毒包括有形之毒和无形之毒。有形之毒是指一些看得见的致病因素，包括草毒、树毒、水毒、矿毒、虫毒、蛇毒、瘀毒等。无形之毒是指一些看不见的致病因素，包括风、湿、痧、瘴、蛊、毒等。无论是有形之毒还是无形之毒，都是人体的主要发病原因。

壮医学认为，除了毒外，虚也是人体发生疾病的主要原因之一。

虚是指机体某些功能有所减退，包括气虚、血虚、阴虚、阳虚等。虚是人发病的病因之一，人会因虚而生病。一方面当机体脏腑、气血、骨肉、三道两路功能减退，可产生水毒、痰毒、食毒滞留体内而致病；另一方面毒邪是否能对人体造成伤害，跟人的体质有关，当机体强壮，就能抵御毒邪伤害，体质虚弱毒邪就会侵入人体。虚的原因，壮医学认为有两个方面，一

NOTE

为先天禀赋不足，父母羸弱，孕期营养不良或早产等；二为后天过度劳作，或与邪毒抗争，正气消耗过多，得不到应有的补充，或人体本身运化失常，摄入不足而致虚。

毒虚致病是指疾病的发生、发展及转归均由毒和虚两个因素决定，邪毒进入人体后，是否发病，取决于邪毒强弱及人体内正气的强弱，人体内正气的强弱决定了人体对毒的抵抗能力和自身解毒功能的强弱。在临床治病时以祛毒为主，但往往也辅以扶正补虚药物，以提高人体的抗病能力。

第二节　治疗机理

壮医学认为，疾病的产生是由于各种邪毒如痧、瘴、蛊、毒、风、湿等，通过龙路、火路在人体体表形成的网结侵犯人体，正邪相争，导致天、地、人三气不能同步，脏腑骨肉功能失调，气血紊乱及三道两路受阻所致，或由于人体正虚，天、地、人三气不能同步，脏腑、气血、骨肉、三道两路功能减退，产生水毒、痰毒、食毒及瘀毒等滞留体内，导致三道两路受阻，气血运行不畅所致。

龙路、火路内属脏腑，外络肢节，贯通上下左右，将内部的脏腑同外部的各种组织及器官联结成一个有机的整体。龙路、火路在人体体表形成的网结（穴位）是脏腑气血骨肉之外延，是人体气血的出入之处，也是邪毒的出入之处，在体表肌肤上表现为压痛、胀、麻等反应，是药线点灸施灸的主要部位。

壮医药线点灸之所以能够治病，是以其温热、药效及对人体网结（穴位）的刺激，通过龙路、火路传导，鼓舞人体正气，祛毒外出，恢复天、地、人三气同步，正常发挥脏腑、骨肉、气血的功能，平衡气血，畅通三道两路，使人体各部功能恢复正常，从而促使疾病好转或痊愈。

第三节　主要功效

根据临床实践总结和实验研究结果，壮医药线点灸具有以下主要功效。

1. 祛毒通道

（1）祛风、湿、寒毒　风毒、湿毒、寒毒通过龙路、火路在人体体表形成的网结（穴位）入侵人体而导致发病，或由于机体脏腑、气血、骨肉、三道两路功能减退，导致风毒、湿毒、寒毒内生而致病。壮医药线点灸具有较好的祛风、湿、寒毒的作用，在临床上用于治疗皮肤瘙痒、荨麻疹、稻田皮炎、湿疹、脚气病、腰腿疼痛、感冒、头痛、胃脘痛、腹痛等由风毒、湿毒、寒毒引起的疾病，均可取得显著的疗效。

（2）祛痧、瘴、热毒　痧毒、瘴毒、热毒是导致机体发病的常见致病因素。痧毒、瘴毒、热毒滞留人体后可引发多种病变，如恶寒发热、头晕胀痛、恶心呕吐、腹痛腹泻、全身肌肉酸痛、口腔溃疡、咽喉炎肿痛、痔疮发炎肿痛、疮疖红肿疼痛等。壮医药线点灸具有较好的祛痧毒、瘴毒、热毒的作用，可用于治疗痧毒、瘴毒及热毒等所引起的多种病症。

NOTE

（3）祛水、痰、食毒　水毒、痰毒、食毒是常见的内生邪毒。当机体脏腑、气血、骨肉、三道两路功能减退，可产生水毒、痰毒、食毒滞留体内而致病。壮医药线点灸具有较好的通调水道、气道、谷道的作用，在临床上可用于治疗水毒引起的胸胁积水、下肢水肿、腹水、小便不利等，或痰毒引起的痰多、咳嗽、咳喘，或痰毒闭阻火路引起的肌肤麻木不仁、麻痹、偏瘫、视物不清等，或食毒引起的消化不良、恶心、呕吐、胃胀痛、腹胀痛、腹泻、便秘等病症。

2. 祛瘀通路　壮医药线点灸用于各种血证，既有活血祛瘀的作用，又有止血的效果。一般来说，点灸具有活血作用的穴位可以祛除瘀血，点灸具有止血作用的穴位能够控制出血。然而祛瘀和止血两者是互相关联的，若因为瘀血存在而导致的出血症，只有先祛瘀而后才能止血。此外，还有一些既有活血又有止血作用的穴位，具有双向调节作用，关键在于认真辨清病因病性，精心选好穴位。

3. 调气安神　壮医药线点灸可调和气血，调节人体阴阳的偏盛偏衰，使机体恢复气血协调、阴阳平衡、精神安宁的状态。壮医药线点灸用于治疗一些情绪不宁的疾病，如失眠、紧张、焦虑、神经官能症、更年期综合征等均有一定效果。

4. 补虚强体　选择有强壮补益作用的穴位定期进行壮医药线点灸治疗，可以起到鼓舞人体正气、增强体质、防病保健的作用。

第四节　显著特点

壮医药线点灸具有以下 5 个方面的显著特点。

1. 适应证范围广　药线点灸可以治疗内科、外科、皮肤科、妇产科、小儿科、眼科、口腔科、耳鼻喉科等常见病、多发病及一些疑难杂症。

2. 优势病种突出　壮医药线点灸对一些疾病疗效非常好，如感冒发热、红眼病、偏头痛、痛经及接触性皮炎等疾病。

3. 简、便、廉、验、捷　药线点灸所需设备简单，有灯火（或火柴、蜡烛、打火机）和药线即可施灸治病。药线成本低，可以随身携带，施灸不受场所限制，随时随地均可以治疗。

4. 无毒副作用、无污染　药线点灸时局部仅有蚊咬样灼热感，无难忍之痛苦；点灸后无疤痕、无后遗症，没有任何毒副作用，安全可靠。药线点燃后无烟雾形成，燃后烟灰俱灭，无环境污染。

5. 协同治疗作用　药线点灸可以单独应用，也可以与其他疗法（包括内治法和外治法）联合应用。药线点灸与其他方法联合应用时，不影响其他疗法的疗效，并且可起到疗效协同作用，可提高综合治疗的效果。

NOTE

第二章　壮医穴位基础

壮医穴位，古壮医亦称之为穴道、穴点，是龙路、火路在体表形成的网结，是脏腑气血骨肉之外延，是人体气血的出入之处，也是邪毒的出入之处，在体表肌肤上表现为压痛、胀、麻等反应，是壮医外治法施术的部位。

第一节　壮医环穴

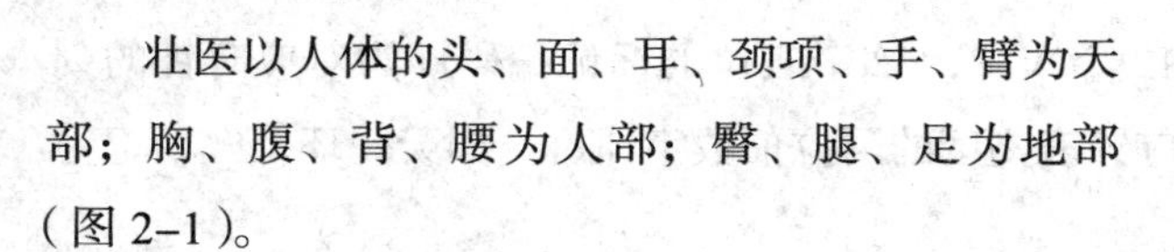

壮医环穴是以环为穴，即以一个比较明显的体表标志或机体某一特定部位为中心，绕其一周做环，在环上按时钟的时刻分成12等分，每个时刻点即为1个穴位，每环均有12个穴位，即壮医环穴。比如鼻子部位，以鼻子为体表标志，绕鼻一周做一个环穴即为鼻环穴。

一、环穴分布及命名

（一）环穴分布

壮医以人体的头、面、耳、颈项、手、臂为天部；胸、腹、背、腰为人部；臀、腿、足为地部（图2–1）。

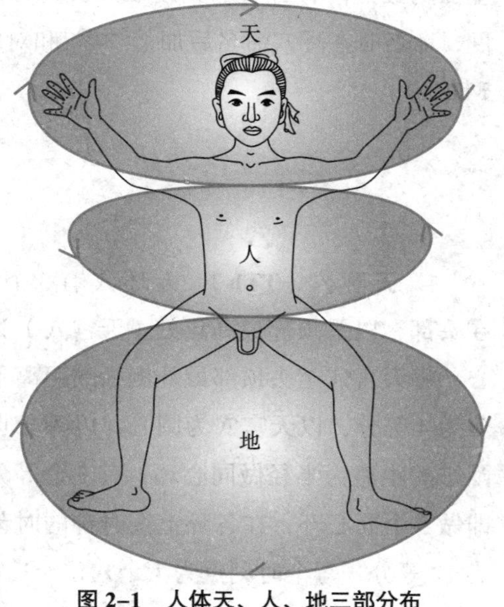

图2–1　人体天、人、地三部分布

壮医环穴广泛分布于人体全身，包括天部、地部、人部三部，分布在天部的环穴即为天部环穴，分布在地部的环穴即为地部环穴，分布在人部的环穴即为人部环穴。

人体共有31个环穴组，其中天部有11个环穴组，加上环中环共有17个环；人部有3个环穴组，加上环中环共有10个环；地部有2个环穴组，加上环中环共有4个环。三部一起共有16个环穴组，加上环中环共有31个环；每个环有12个穴位，故全身应该有372个环组穴位；但由于面部有6个穴位在环穴中相重合，因此，环穴组的穴位合计就只有366个。

1. 天部环穴分布　天部的环穴有天环穴、耳环穴、面环穴、眼环穴、鼻环穴、口环穴、喉环穴、肩环穴、肘环穴（鹰嘴环穴）、手心环穴、手背环穴，共有11个环穴组。其中天环穴有3个环穴，由内到外分别称为天一环穴、天二环穴和天三环穴；手心环穴、手背环穴也各有

NOTE

3个环（左右相同），由内到外分别称为手心一环穴、手心二环穴、手心三环穴和手背一环穴、手背二环穴和手背三环穴。故天部有17个环穴，每个环穴均有12个穴位，总共应有204个穴位，但因面部有6个环穴穴位及经验穴相重合，故实际共有198个穴位。

2. 人部环穴分布 人部的环穴有脐环穴、腹环穴和腰环穴，而这些环穴中，腹环穴和腰环穴是有环中环的。其中腹环穴有6个环，由内到外分别称为腹一环穴、腹二环穴、腹三环穴、腹四环穴、腹五环穴和腹六环穴；腰环穴有3个环，由内到外分别称为腰一环穴、腰二环穴、腰三环穴。因此，人部虽然只有3个环穴组，但实际有10个环穴，每个环穴均有12个穴位，共有120个穴位。

3. 地部环穴分布 地部的环穴有膝环穴和足背环穴2个环穴组。膝环穴、足背环穴各有2个环，因此，地部环穴共有4个环，每个环穴均有12个穴位，地部共有48个穴位。

（二）环穴命名

壮医对环穴的命名方法一般采用汉字拼音字母标记法。天部所有穴位的第一个字母都标记为T（即天的汉字拼音第一个字母），人部所有穴位的第一个字母都标记为R（即人的汉字拼音第一个字母），地部所有穴位的第一个字母都标记为D（即地的汉字拼音第一个字母）。第二、三个字母即为穴位汉语拼音的首个字母，其中穴位的首个字母为大写，穴位的第二个字母为小写，如头顶最高点的穴位，壮医称之为“天宫”，标记为TTg，其中第一个字母T代表“天部”的“天”的拼音第一个字母，第二个字母T为“天宫”的“天”的拼音第一个字母，第三个字母g为小写，即为“天宫”的“宫”的拼音第一个字母。如果是环穴，后一个小写字母h，例如，腹环穴属于人部，故第一个字母为R，紧接为Fh，标记为RFh；如果是腹一环穴则标记为RFh1，腹二环穴则标记为RFh2，腹三环穴则标记为RFh3。此外，每个环里面均按照时钟钟表的刻度取穴，均有12个穴位，12个穴位的标记编码即为对应时钟的刻度，命名时在环穴命名后加上“-”和对应钟表刻度的阿拉伯数字即可。如天一环1穴，记为TTh1-1。

二、环穴定位及主治功效

（一）头部环穴

1. 天环穴（TTh） 天环穴有3个环。在头部，以头顶部最高点处（天宫穴）为中心，将天宫穴至头顶部最外侧缘的距离平均分为4等分，以天宫穴为圆心，以等分点到圆心的距离为半径做同心环，有3个等分点即做3个同心环，在各环上按时钟的时刻分成12等分，每个时刻点为1个穴位，1个环有12个穴位，3个环共有36个穴位。由内往外，第一个环上的穴位称为天一环穴，第二个环上的穴位称为天二环穴，第三个环上的穴位称为天三环穴（图2-2）。

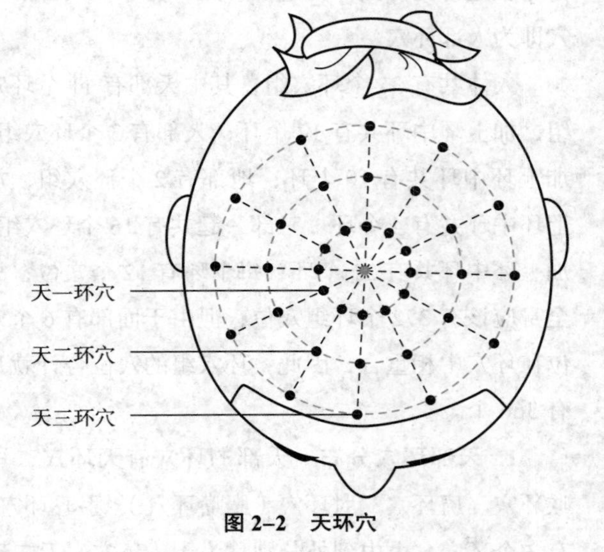

图2-2 天环穴

NOTE

（1）天一环穴（TTh1）

【穴位位置】在头顶部。

【取穴方法】正坐位，在头部，以头顶部最高点处（天宫穴）为中心，将天宫穴至头顶部最外侧缘的距离平均分为4等分，以天宫穴为圆心，以等分点到圆心的距离为半径做同心环，有3个等分点即做3个同心环。由内往外，第一个环上的穴位称为天一环穴，医者位于患者前方，在圆环上依时钟1～12点的时刻，每个时刻各取1个穴位，计12个穴位。分别记为：在1点钟时刻为天一环1穴，记为TTh1-1；在2点钟时刻为天一环2穴，记为TTh1-2；在3点钟时刻为天一环3穴，记为TTh1-3……以此类推，在12点钟时刻为天一环12穴，记为TTh1-12（图2-3）。

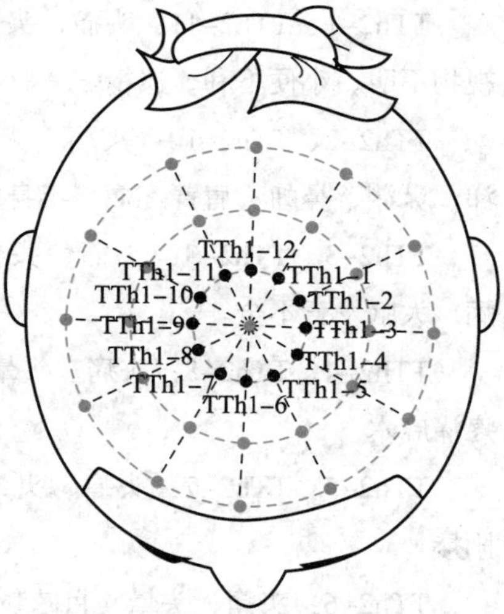

图2-3　天一环穴

【主治病症】本组穴位位于人体头顶部，通达龙路、火路，有开窍醒神之功。临床多用于治疗头痛、失眠、眩晕、中风、神经衰弱、癫痫、更年期综合征及躯干、四肢疾病等。

TTh1-1、TTh1-11：头痛、失眠、眩晕、痴呆、神经衰弱、半身不遂。

TTh1-2、TTh1-10：头痛、失眠、眩晕、痴呆、神经衰弱、半身不遂、小便不利、遗精、阳痿。

TTh1-3、TTh1-9：头痛、失眠、眩晕、痴呆、健忘、神经衰弱、更年期综合征、癫狂、痫病、半身不遂、大脑发育不全、小便不利、遗精、阳痿。

TTh1-4、TTh1-8：头痛、失眠、眩晕、痴呆、健忘、神经衰弱、偏瘫、小便不利、遗精、阳痿。

TTh1-5、TTh1-7：头痛、失眠、眩晕、痴呆、健忘、神经衰弱。

TTh1-6：头痛、失眠、眩晕、痴呆、健忘、癫狂、痫病、半身不遂、大脑发育不全、小儿惊风、下胸椎及腰椎疼痛。

TTh1-12：头痛、失眠、眩晕、痴呆、健忘、癫狂、痫病、偏瘫、大脑发育不全、小儿惊风、上胸椎及颈椎疼痛。

【点灸方法】每天点灸1次或数次。

（2）天二环穴（TTh2）

【穴位位置】在头顶部。

【取穴方法】正坐位，在头部，以头顶部最高点处（天宫穴）为中心，将天宫穴至头顶部最外侧缘的距离平均分为4等分，以天宫穴为圆心，以等分点到圆心的距离为半径做同心环，有3个等分点即做3个同心环。由内往外，第二个环上的穴位称为天二环穴，医者位于患者前方，在圆环上依时钟1～12点的时刻，每个时刻各取1个穴位，计12个穴位。分别记为：在1点钟时刻为天二环1穴，记为TTh2-1；在2点钟时刻为天二环2穴，记为TTh2-2；在3点钟时刻为天二环3穴，记为TTh2-3……以此类推，在12点钟时刻为天二环12穴，记为TTh2-12（图2-4）。

NOTE

【主治病症】临床多用于治疗头痛、失眠、健忘、眩晕、五官疾病、神经衰弱等。

TTh2-1、TTh2-11：头痛、头晕、目眩、目赤肿痛、视物不明、小便不利、遗精。

TTh2-2、TTh2-10：头痛、头晕、目眩、鼻塞、流涕、鼻渊、鼻衄、肩臂疼痛、半身不遂。

TTh2-3、TTh2-9：头痛、头晕、目眩、癫狂、痫病、大脑发育不全。

TTh2-4、TTh2-8：头痛、头晕、耳鸣、鼻塞、下肢疼痛麻木。

TTh2-5、TTh2-7：头痛、头晕、小便不利、遗精、阳痿。

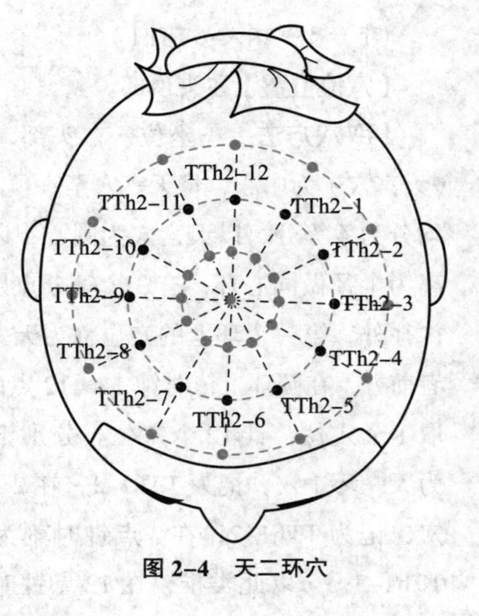

图 2-4　天二环穴

TTh2-6：头痛、头晕、目眩、大脑发育不全、腰骶部疼痛。

TTh2-12：头痛、头晕、目眩、鼻塞、流涕、鼻渊、失眠、狂躁。

【点灸方法】每天点灸 1 次或数次。

（3）天三环穴（TTh3）

【穴位位置】在头顶部。

【取穴方法】正坐位，在头部，以头顶部最高点处（天宫穴）为中心，将天宫穴至头顶部最外侧缘的距离平均分为 4 等分，以天宫穴为圆心，以等分点到圆心的距离为半径做同心环，有 3 个等分点即做 3 个同心环。由内往外，第三个环上的穴位称为天三环穴，医者位于患者前方，在圆环上依时钟 1 ～ 12 点的时刻，每个时刻各取 1 个穴位，计 12 个穴位。分别记为：在 1 点钟时刻为天三环 1 穴，记为 TTh3-1；在 2 点钟时刻为天三环 2 穴，记为 TTh3-2；在 3 点钟时刻为天三环 3 穴，记为 TTh3-3……以此类推，在 12 点钟时刻为天三环 12 穴，记为 TTh3-12（图 2-5）。

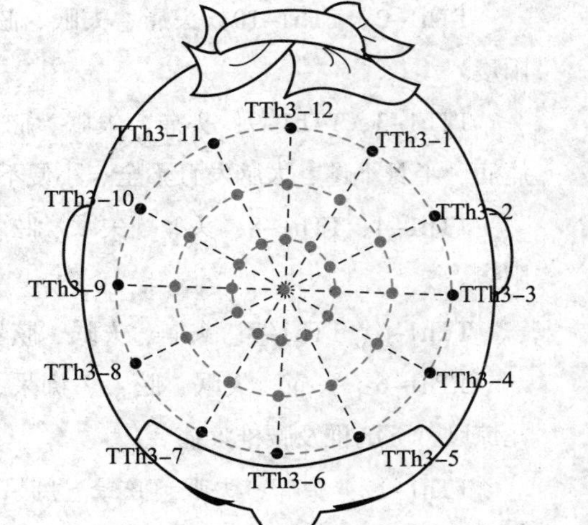

图 2-5　天三环穴

【主治病症】临床多用于治疗头痛、失眠、健忘、眩晕、头面五官疾病、神经衰弱、更年期综合征、四肢病、颈椎病、颈肩综合征、腰腿痛等。

TTh3-1、TTh3-11：头痛、眩晕、痴呆、大脑发育不全、心悸、半身不遂。

TTh3-2、TTh3-10：头痛、眩晕、目赤肿痛、耳鸣、耳聋、上肢活动不利。

TTh3-3、TTh3-9：头痛、眩晕、耳鸣、耳聋、言语不利、呕吐、小儿惊风、痄腮。

TTh3-4、TTh3-8：头痛、眩晕、耳鸣、耳聋、言语不利。

TTh3-5、TTh3-7：头痛、眩晕、颈项强痛、视物不明。

TTh3-6：头痛、眩晕、颈项强痛、尾椎疼痛、视物不明、大脑发育不全、痴呆。

NOTE

TTh3-12：头痛、头晕、目眩、失眠、狂躁、目赤肿痛、鼻塞、流涕、鼻渊、鼻出血、膀胱疾病、生殖器官疾病。

【点灸方法】每天点灸 1 次或数次。

2. 耳环穴（TEh）

【穴位位置】在头部两侧。

【取穴方法】正坐位或仰卧位，以左耳为例。以外耳郭分别向前和向后使其紧贴头皮形成投影，以这个投影为环，在圆环上依时钟 1 ～ 12 点的时刻，每个时刻各取 1 个穴位，计 12 个穴位。分别记为：在 1 点钟时刻为耳环 1 穴，记为 TEh–1；在 2 点钟时刻为耳环 2 穴，记为 TEh–2；在 3 点钟时刻为耳环 3 穴，记为 TEh–3……以此类推，在 12 点钟时刻为耳环 12 穴，记为 TEh–12。右耳取穴参照左耳取穴方法（图 2–6）。

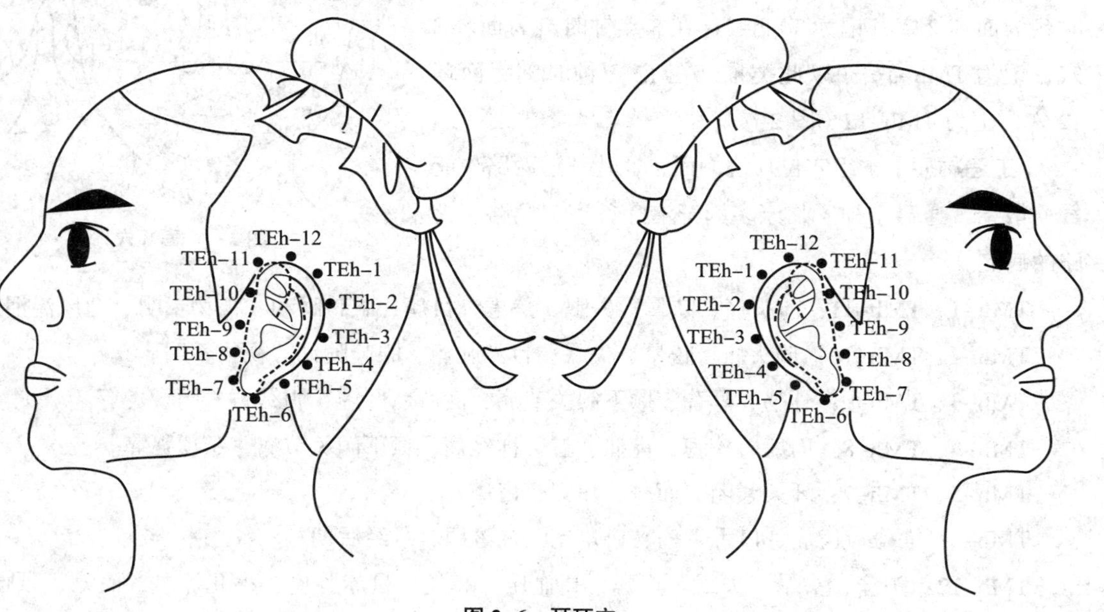

图 2–6　耳环穴

【主治病症】本组穴位位于头部两侧，环绕耳窍，能健运谷道，通达龙路、火路，有聪耳通窍、疏肝利胆、消肿止痛之功。临床多用于治疗头痛、耳鸣、耳聋、痄腮、失眠、面瘫、三叉神经痛等。

TEh–1：头痛、偏头痛、耳鸣、耳聋、耳痛、面肿、痄腮、目翳。

TEh–2：头痛、偏头痛、耳鸣、耳聋、耳痛、小儿惊风。

TEh–3：头痛、偏头痛、耳鸣、耳聋、小儿惊风、呕吐、泄泻。

TEh–4：头痛、偏头痛、耳鸣、耳聋、小儿惊风、呕吐、泄泻。

TEh–5：耳鸣、耳聋、面瘫、痄腮、项强、瘰疬、失眠。

TEh–6：耳鸣、耳聋、面瘫、项强、痄腮、瘰疬。

TEh–7：耳鸣、耳聋、面瘫、痄腮、面痛、齿痛。

TEh–8：耳鸣、耳聋、聤耳、耳部流脓、三叉神经痛、齿痛、颞下颌关节痛、面瘫。

TEh–9：耳鸣、耳聋、聤耳、耳部流脓、三叉神经痛、齿痛、颞下颌关节痛、失音、癫痫。

TEh–10：耳鸣、耳聋、面痛、面瘫、痄腮、头痛、偏头痛、头晕。

TEh–11：头痛、偏头痛、耳鸣、耳聋、齿痛、目赤肿痛、小儿惊风、呕吐、泄泻。

TEh–12：头痛、偏头痛、齿痛、目赤肿痛、目翳、小儿惊风、呕吐、泄泻。

NOTE

【点灸方法】每天点灸 1 次或数次。

3. 面环穴（TMh）

【穴位位置】在面部。

【取穴方法】正坐位或仰卧姿势，以两眉心中点与前额发际连线中点为上边，取下唇下缘与下颌连线中点为下边，左右各取鼻翼与耳屏连线中点为左、右边，依据面部轮廓做 1 个圆环，圆环按时钟时刻的位置分成 12 等分，在每个时刻点为 1 个穴位，共 12 个穴位。分别记为：在 1 点钟时刻为面环 1 穴，记为 TMh-1；在 2 点钟时刻为面环 2 穴，记为 TMh-2；在 3 点钟时刻为面环 3 穴，记为 TMh-3……以此类推，在 12 点钟时刻为面环 12 穴，记为 TMh-12（图 2-7）。

图 2-7　面环穴

【主治病症】本组穴位环绕颜面，通达三道两路，能舒筋散结，通窍宁神。临床多用于治疗谷道、龙路、火路的病症。

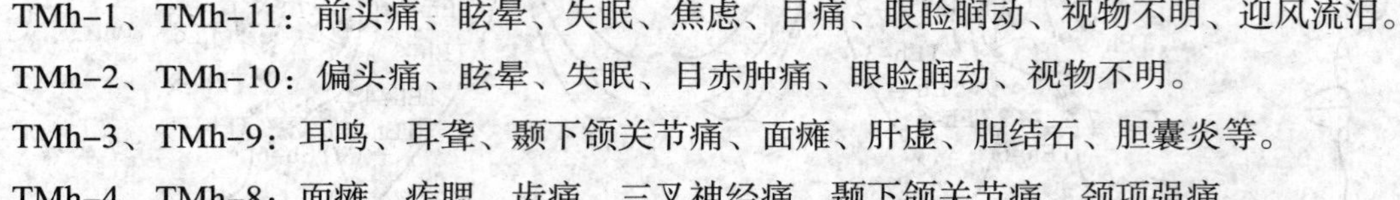

TMh-1、TMh-11：前头痛、眩晕、失眠、焦虑、目痛、眼睑瞤动、视物不明、迎风流泪。

TMh-2、TMh-10：偏头痛、眩晕、失眠、目赤肿痛、眼睑瞤动、视物不明。

TMh-3、TMh-9：耳鸣、耳聋、颞下颌关节痛、面瘫、肝虚、胆结石、胆囊炎等。

TMh-4、TMh-8：面瘫、痄腮、齿痛、三叉神经痛、颞下颌关节痛、颈项强痛。

TMh-5、TMh-7：牙关紧闭、面瘫、痄腮、齿痛。

TMh-6：面瘫、齿痛、口舌生疮、口角流涎、癫痫、月经后期。

TMh-12：头痛、头晕、失眠、焦虑、高血压、鼻炎、目赤肿痛、小儿惊风、面瘫、颈腰疼痛。

【点灸方法】每天点灸 1 次或数次。

4. 眼环穴（TYh）

【穴位位置】在面部。

【取穴方法】正坐位或仰卧位，左、右眼各有 1 个环。在眼睛上方沿眉毛上缘，下方沿眼眶下缘，外侧沿目外眦后方凹陷处，内侧沿目内眦内缘做 1 个圆环。在左眼圆环按时钟的时刻分成 12 等分，每个时刻点为 1 个穴位，共 12 个穴位。分别记为：在 1 点钟时刻为眼环 1 穴，记为 TYh-1；在 2 点钟时刻为眼环 2 穴，记为 TYh-2；在 3 点钟时刻为眼环 3 穴，记为 TYh-3……以此类推，在 12 点钟时刻为眼环 12 穴，记为 TYh-12。右眼参照左眼记位取穴，与左眼穴位成一镜像。双眼共计 24 个穴。左、右眼环穴 TYh-3 分别与面环穴 TMh-2、TMh-10 相重叠，左、右眼环穴 TYh-9 分别与鼻环穴 TBh-1、TBh-11 相重叠（图 2-8）。

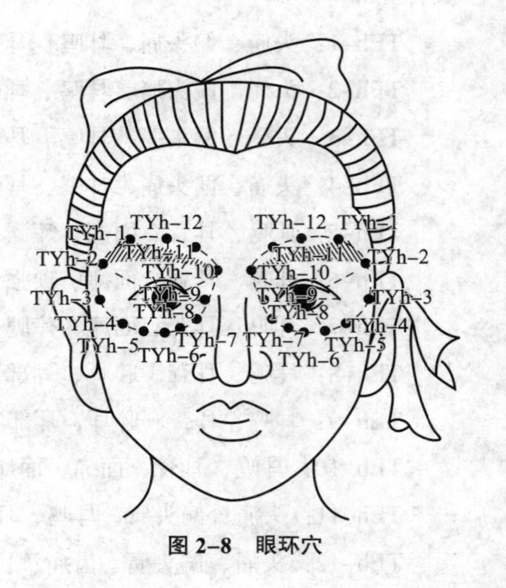

图 2-8　眼环穴

NOTE

【主治病症】本组穴位有明目退翳、通路消肿散结之功，临床多用于治疗头痛、眼病等。

TYh-1：头痛、目眩、目赤肿痛、眼睑瞤动、视物不明。

TYh-2：头痛、目眩、目赤肿痛、眼睑瞤动、视物不明、癫痫。

TYh-3：偏头痛、目赤肿痛、视物不明、怕光羞明、眼睑瞤动、眩晕、失眠。

TYh-4：目赤肿痛、视物不明、眼睑瞤动、口眼㖞斜。

TYh-5：目赤肿痛、视物不明、眼睑瞤动、口眼㖞斜。

TYh-6：目赤肿痛、视物不明、眼睑瞤动、口眼㖞斜。

TYh-7：目赤肿痛、视物不明、眼睑瞤动、口眼㖞斜。

TYh-8：目赤肿痛、视物不明、眼睑瞤动、口眼㖞斜、迎风流泪、鼻塞、流涕。

TYh-9：目赤肿痛、视物不明、迎风流泪、眼睑瞤动、前头痛、眩晕、失眠、焦虑。

TYh-10：目赤肿痛、视物不明、眼睑瞤动、面瘫、眉棱骨痛、头痛、呃逆。

TYh-11：目赤肿痛、视物不明、眼睑瞤动、眉棱骨痛、面瘫。

TYh-12：目赤肿痛、视物不明、眼睑瞤动、眼睑下垂、眉棱骨痛、面瘫。

【点灸方法】每天点灸1次或数次。

5. 鼻环穴（TBh）

【穴位位置】在面部。

【取穴方法】正坐位或仰卧位，以鼻子为中心，上至鼻梁根部，下至鼻唇沟1/2处，左右以鼻翼两侧为界，沿鼻环一周取穴，按时钟的时刻分成12等分，每个时刻点为1个穴位，共12个穴位。分别记为：在1点钟时刻为鼻环1穴，记为TBh-1；在2点钟时刻为鼻环2穴，记为TBh-2；在3点钟时刻为鼻环3穴，记为TBh-3……以此类推，在12点钟时刻为鼻环12穴，记为TBh-12（图2-9）。

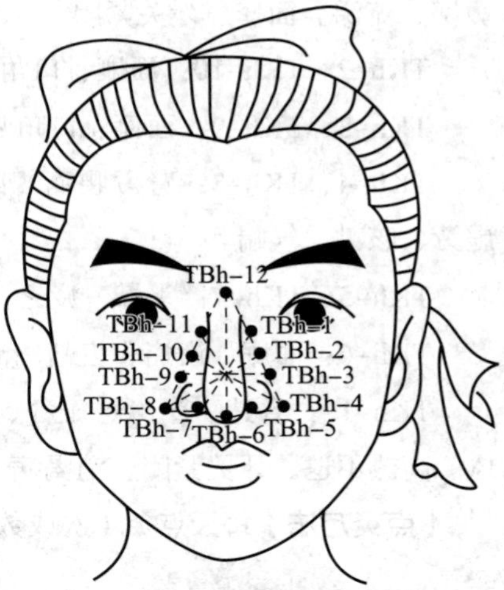

图2-9　鼻环穴

【主治病症】本组穴位环绕鼻周，具有通利鼻窍、通气道、通火路、解疲劳的功效，临床多用于治疗肺部疾病、鼻病及抗疲劳等。

TBh-1、TBh-11：头痛、眼睛疲劳、犯困、鼻炎、鼻塞、流涕、鼻渊。

TBh-2、TBh-10：疲劳、困倦、鼻炎、鼻塞、流涕、鼻渊。

TBh-3、TBh-9：鼻炎、鼻塞不通、流涕、鼻渊、疲劳、困倦。

TBh-4、TBh-8：鼻炎、鼻窦炎、鼻塞、流涕、不闻香臭、鼻衄、鼻渊、感冒、牙痛、面瘫、面痛、痤疮、舌麻痹等。

TBh-5、TBh-7：鼻炎、鼻塞、流涕、不闻香臭、鼻衄、面瘫、面痛、牙关紧闭、疲劳、困倦。

TBh-6：昏迷、晕厥、癫狂、痫病、鼻塞、流涕、鼻衄、惊风、牙关紧闭、闪挫腰痛、解酒、开窍。

TBh-12：鼻炎、鼻塞、流涕、鼻衄、感冒、前头痛、头晕、失眠、三叉神经痛、高血压、

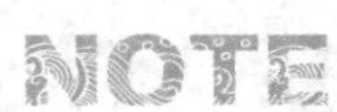

眼部疾病、眼睛疲劳、困倦等。

【点灸方法】每天点灸1次或数次。

6. 口环穴（TKh）

【穴位位置】在面部。

【取穴方法】正坐位或仰卧位，以上下嘴唇为中心，上至鼻唇沟中1/2处，下至唇下凹陷处，左右旁开嘴角半指为界，沿口唇外延环绕一周取穴，按时钟的时刻分成12等分，每个时刻点为1个穴位，共12个穴位。分别记为：在1点钟时刻为口环1穴，记为TKh–1；在2点钟时刻为口环2穴，记为TKh–2；在3点钟时刻为口环3穴，记为TKh–3……以此类推，在12点钟时刻为口环12穴，记为TKh–12（图2–10）。

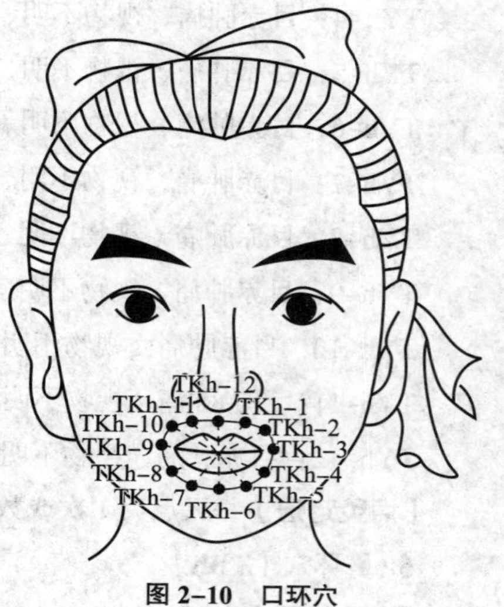

图2–10 口环穴

【主治病症】本组穴位环绕口周，有通利口窍、舒筋散结的功效，临床多用于治疗晕厥、牙关紧闭、面瘫、言语不利等。

TKh–1、TKh–11：面瘫、口角㖞斜、流涎、鼻炎、鼻塞、流涕、面痛、牙关紧闭。

TKh–2、TKh–10：面瘫、口角㖞斜、流涎、鼻炎、鼻塞、流涕、面痛、牙关紧闭。

TKh–3、TKh–9：面瘫、口角㖞斜、流涎、齿痛颊肿、面痛、言语不利。

TKh–4、TKh–8：肾亏腰痛、阳痿、遗精、早泄、闪腰、头晕、面瘫、口角㖞斜、流涎、虚劳、咳嗽、气喘。

TKh–5、TKh–7：头晕、疲乏、肾亏腰痛、面瘫、口角㖞斜、流涎、呃逆、咳嗽、气喘。

TKh–6：面瘫、齿痛、齿衄、流涎、口舌生疮。

TKh–12：昏迷、晕厥、癫狂、痫病、中暑、鼻塞、流涕、鼻出血、牙痛、癔症、急慢惊风、高热不退、牙关紧闭、消渴病、水肿、闪挫腰痛等。

【点灸方法】每天点灸1次或数次。

（二）颈项部环穴

喉环穴（THh）

【穴位位置】在颈前部。

【取穴方法】正坐位或仰卧位，以颈前部喉结最高点处为中心，旁开两横指做1个圆环，在圆环上按时钟的时刻分成12等分，在每个时刻点为1个穴位，共12个穴位。分别记为：在1点钟时刻为喉环1穴，记为THh–1；在2点钟时刻为喉环2穴，记为THh–2；在3点钟时刻为喉环3穴，记为THh–3……以此类推，在12点钟时刻为喉环12穴，记为THh–12（图2–11）。

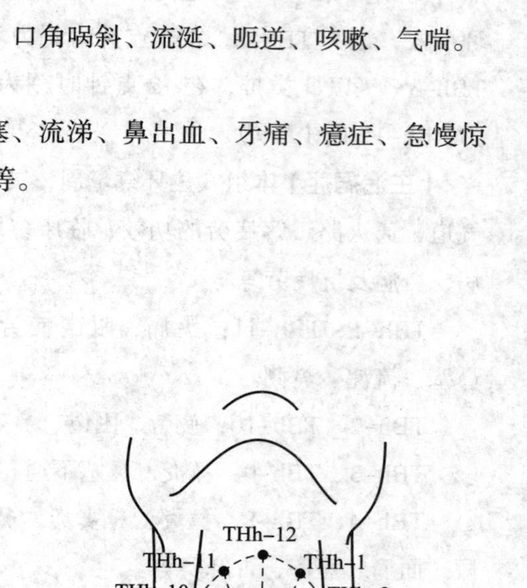

图2–11 喉环穴

【主治病症】本组穴位具有通利气道、消肿散结止痛的功效，临床多用于治疗咳嗽、气喘、咽喉肿痛、瘿气等。

THh-1、THh-11：咳嗽、气喘、咽喉肿痛、瘿气、瘰疬、失音。

THh-2、THh-10：咳嗽、气喘、咽喉肿痛、瘿气、瘰疬、失音。

THh-3、THh-9：咽喉肿痛、瘿气、瘰疬、失音、梅核气。

THh-4、THh-8：咳逆上气、呃逆、咽喉肿痛、瘿气、瘰疬、失音。

THh-5、THh-7：咳逆上气、喘息、呃逆、咽喉肿痛、瘿气、瘰疬、失音、颈项强痛。

THh-6：咳嗽、哮喘、咽喉肿痛、失音、瘿气、梅核气。

THh-12：舌根挛急，舌强不语、口舌生疮、流涎、喉痹、咳嗽、哮喘。

【点灸方法】每天点灸1次或数次。

（三）手部环穴

1. 肩环穴（TJh）

【穴位位置】在上臂部。

【取穴方法】正坐位，在肩部，上为肩峰前下方凹陷处，下为三角肌止点处，前为腋前纹头，后为腋后纹头，做圆环。在左肩圆环上按时钟的时刻分成12等分，在每个时刻点为1个穴位，共12个穴位。分别记为：在1点钟时刻为肩环1穴，记为TJh-1；在2点钟时刻为肩环2穴，记为TJh-2；在3点钟时刻为肩环3穴，记为TJh-3……以此类推，在12点钟时刻为肩环12穴，记为TJh-12。右肩参照左肩记位取穴，与左肩穴位成一镜像（图2-12）。

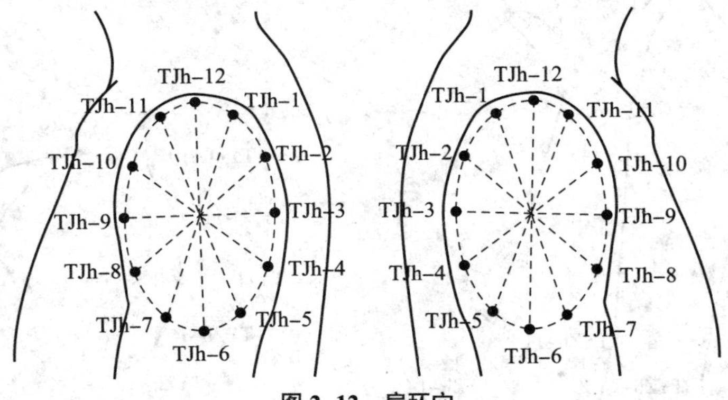

图2-12　肩环穴

【主治病症】本组穴位位于肩臂部，有通路止痛、解诸毒、祛风止痒、消肿散结之功，临床多用于治疗颈项肩臂疼痛无力、蜂螫虫咬、皮肤过敏、食物或药物中毒、淋病、阴痒、眼病、耳病等。

TJh-1：肩臂疼痛、肩臂酸胀无力、半身不遂。

TJh-2：肩臂疼痛、肩臂酸胀无力、半身不遂、腰痛、肾结石、蜂螫虫咬、皮肤过敏、食物或药物中毒、淋病、阴痒等；常与TJh-3同时使用。

TJh-3：肩臂疼痛、半身不遂、耳聋耳鸣、腋下体臭、蜂螫虫咬、皮肤过敏、食物或药物中毒、淋病、阴痒等；常与TJh-2同时使用。

TJh-4：肩臂疼痛、半身不遂、瘰疬、目赤肿痛、视物不明、腋下体臭。

TJh-5：肩臂疼痛、半身不遂、颈项拘急。

TJh-6：肩臂疼痛、半身不遂、颈项拘急、瘰疬、目赤肿痛、视物不明。

TJh-7：肩臂疼痛、半身不遂、颈项拘急。

NOTE

TJh-8：肩臂疼痛、半身不遂、颈项拘急。

TJh-9：肩臂疼痛、肩臂酸胀无力、半身不遂、颈项拘急。

TJh-10：肩臂疼痛、半身不遂、肩臂酸胀、下肢痿痹。

TJh-11：肩臂疼痛、半身不遂、肩臂酸胀无力、赤白带下、小腹疼痛。

TJh-12：肩臂疼痛、半身不遂、颈项拘急、瘰疬、瘿气、风疹瘙痒。

【点灸方法】每天点灸 1 次或数次。

2. 鹰嘴环穴（TYZh）

【穴位位置】在肘臂部。

【取穴方法】正坐位或仰卧位，以左肘鹰嘴为例。屈肘，以鹰嘴（肘尖）为中心，上以肘横纹外侧端与肱骨外上髁连线中点为 12 点的时刻位置，下以肘横纹内侧端与肱骨内上髁连线的中点为 6 点的时刻位置，绕鹰嘴 4 个侧面（四维面）一圈做圆环，圆环按时钟的时刻分成 12 等分，在每个时刻点为 1 个穴位，共 12 个穴位。左右各一。分别记为：在 1 点钟时刻为鹰嘴环 1 穴，记为 TYZh-1；在 2 点钟时刻为鹰嘴环 2 穴，记为 TYZh-2；在 3 点钟时刻为鹰嘴环 3 穴，记为 TYZh-3……以此类推，在 12 点钟时刻为鹰嘴环 12 穴，记为 TYZh-12。右肘鹰嘴参照左侧记位取穴，与左肘鹰嘴环穴成一镜像（图 2-13）。

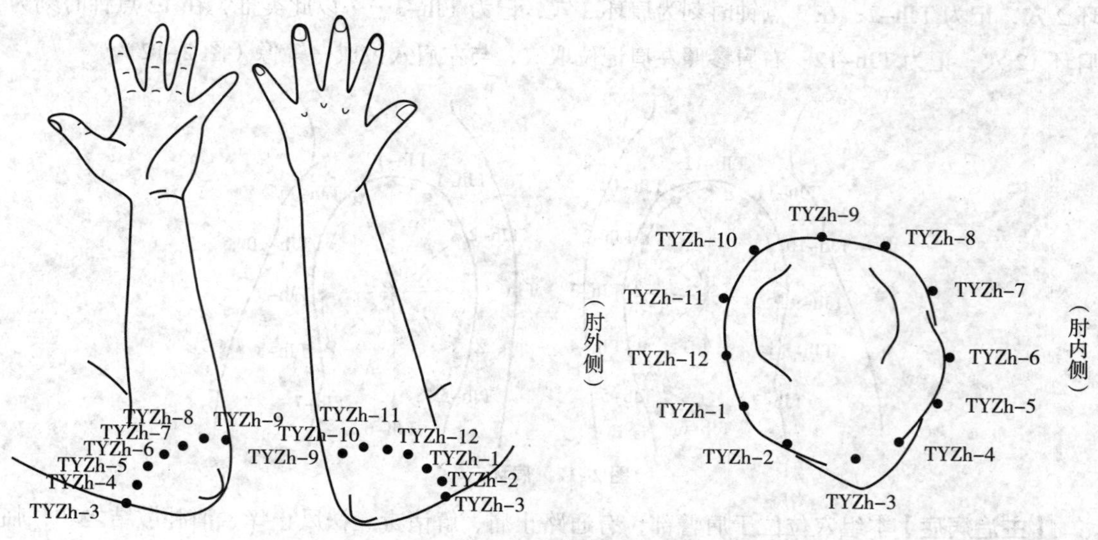

图 2-13　鹰嘴环穴

【主治病症】本组穴位主要有祛风除湿、解毒散热、化瘀散结、通路止痛的作用，多用于治疗肘臂疼痛、高血压、咽喉肿痛、耳病等。

TYZh-1：肘臂疼痛、酸胀无力、麻木。

TYZh-2：肘臂疼痛、酸胀无力。

TYZh-3：肘臂疼痛、肘臂酸胀无力、偏头痛、胁肋疼痛、耳鸣、耳聋、牙痛。

TYZh-4：肘臂疼痛、酸胀无力、麻木。

TYZh-5：肘臂疼痛、酸胀无力、麻木，小指、无名指麻胀。

TYZh-6：肘臂疼痛、颈项酸胀疼痛、肩臂疼痛麻木、瘰疬、耳鸣、耳聋、癔症、精神分裂症、尺神经麻痹、肋间神经痛等。

TYZh-7：肘臂疼痛、酸胀无力、麻木。

TYZh-8：肘臂疼痛、酸胀无力、麻木。

TYZh-9：肘臂疼痛、肘臂酸胀无力、偏头痛、胁肋疼痛。

TYZh-10：肘臂疼痛、酸胀无力、麻木。

TYZh-11：肘臂疼痛、酸胀无力、麻木。

TYZh-12：肘臂疼痛、酸胀无力、麻木，以及高血压、咽喉肿痛、牙痛、目赤肿痛、瘰疬、老人斑、皮肤粗糙、瘾疹、荨麻疹等。

【点灸方法】每天点灸1次或数次。

3. 手背环穴（TSBh） 手背环穴在手的背面，有3个环，共有36个穴位（图2-14）。

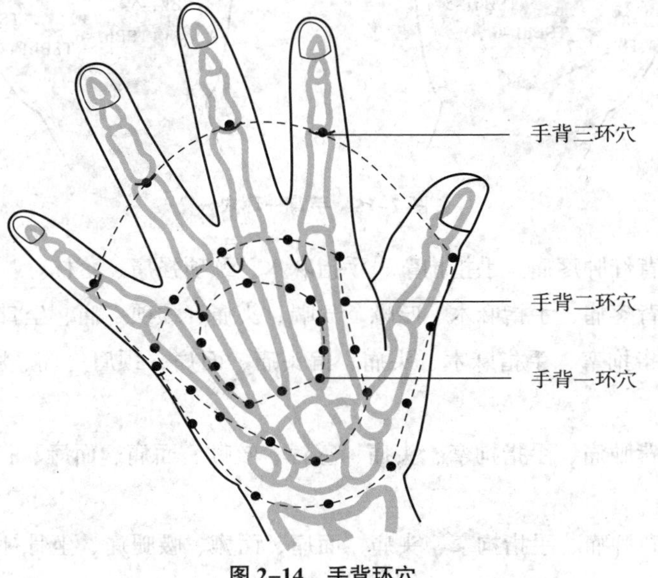

图2-14　手背环穴

（1）手背一环穴（TSBh1）

【穴位位置】在手背。

【取穴方法】正坐位或仰卧位，以左手为例。手背一环穴在腕背横纹至掌指关节之间，以第三、四掌骨小头之间为上边，以第三、四掌骨底之间为下边，以第五掌骨桡侧为左边，以第二掌骨尺侧为右边，沿掌形做一环。在环上按时钟的时刻标记穴位，其中第三、四掌骨小头之间为12点（靠近第三掌骨尺侧小头），第三掌骨尺侧小头下缘为1点，顺时针依次在第二掌骨尺侧的环上再按时钟的时刻分成4个时刻，分别为2、3、4、5点，第三、四掌骨底之间为6点，第四、五掌骨底之间为7点，第五掌骨桡侧分成3个时刻，分别为8、9、10点，第四掌骨小头尺侧下缘为11点，每个时刻点为1个穴位，共12个穴位。分别记为：在1点钟时刻为手背一环1穴，记为TSBh1-1；在2点钟时刻为手背一环2穴，记为TSBh1-2；在3点钟时刻为手背一环3穴，记为TSBh1-3……以此类推，在12点钟时刻为手背一环12穴，记为TSBh1-12。右手参照左手记位取穴，与左手穴位成一镜像（图2-15）。

【主治病症】壮医学认为，手为人体使用最频繁的器官，与“巧坞”紧密相通，且手对刺激的感知极为敏锐，刺激手部，能通达“巧坞”，调节全身，因此手上的穴位繁多，功能强大。本组穴位位于手背，有调畅天、地、人三部之气，通利龙路、火路，解毒、开窍、止痛的功效，尤善于通路止痛，临床多用于治疗局部麻木疼痛、颈肩综合征、腰腿痛疾病等。

NOTE

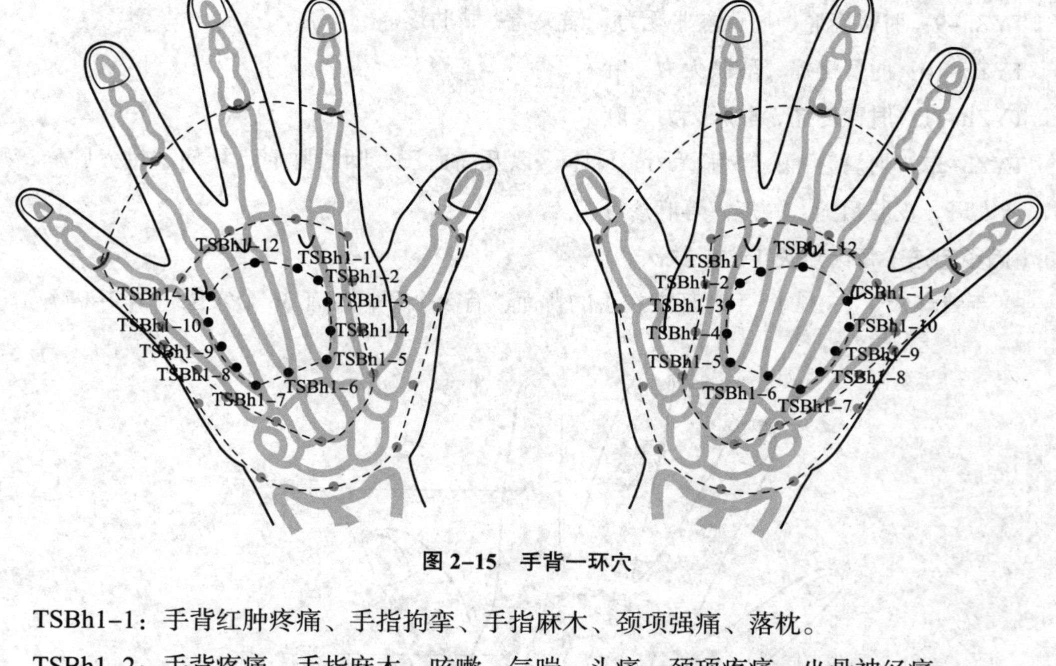

图 2-15 手背一环穴

TSBh1-1：手背红肿疼痛、手指拘挛、手指麻木、颈项强痛、落枕。

TSBh1-2：手背疼痛、手指麻木、咳嗽、气喘、头痛、颈项疼痛、坐骨神经痛。

TSBh1-3：手指拘挛、手指麻木、头痛、偏头痛、面痛、颈肩疼痛、腰痛、坐骨神经痛、鼻炎、齿痛、胃痛。

TSBh1-4：手背肿痛、手指拘挛、头痛、感冒、咳嗽、面痛、面瘫、目赤肿痛、鼻炎、齿痛、胃痛。

TSBh1-5：手背肿痛、手指拘挛、头痛、面痛、面瘫、腰腿痛、坐骨神经痛、月经不调。

TSBh1-6：手背肿痛、手指拘挛、腰腿痛、急性腰扭伤、坐骨神经痛。

TSBh1-7：手背肿痛、手指拘挛、腰腿痛、坐骨神经痛。

TSBh1-8：手背肿痛、手指拘挛、腰腿痛、坐骨神经痛、足跟痛、齿痛。

TSBh1-9：手背肿痛、手指拘挛、牙齿酸痛、肾虚腰痛、腰酸背痛、头晕、耳鸣、耳聋、虚劳、腰腿痛、四肢浮肿等。

TSBh1-10：手背肿痛、手指拘挛、肾虚腰痛、腰酸背痛、头晕、耳鸣、耳聋、虚劳、坐骨神经痛、四肢浮肿等。

TSBh1-11：手背肿痛、手指拘挛、肾虚腰痛、腰酸背痛、头晕、虚劳、耳鸣、耳聋、坐骨神经痛、四肢浮肿等。

TSBh1-12：手背肿痛、手指拘挛、颈肩胀痛、颈肩麻木。

【点灸方法】每天点灸 1 次或数次。

（2）手背二环穴（TSBh2）

【穴位位置】在手背。

【取穴方法】正坐位或仰卧位，以左手为例。微握拳，手背二环穴以食指至小指间指蹼缘后方赤白肉际处为上边，以头状骨、手舟骨和小多角骨之间的空隙处为下边，以第五掌骨尺侧为左边，以第二掌骨桡侧为右边，沿掌形做一环。在环上按时钟的时刻标记穴位，其中无名指和中指间指蹼缘后方赤白肉际处为 12 点，中指和食指间指蹼缘后方赤白肉际处为 1 点，小指

NOTE

和无名指间指蹼缘后方赤白肉际处为11点，第二掌骨桡侧分别为2、3、4、5点，头状骨、手舟骨和小多角骨之间的空隙处为6点，三角骨和钩骨之间的缝隙处为7点，第五掌骨尺侧分别为8、9、10点，每个时刻点为1个穴位，共12个穴位。分别记为：在1点钟时刻为手背二环1穴，记为TSBh2–1；在2点钟时刻为手背二环2穴，记为TSBh2–2；在3点钟时刻为手背二环3穴，记为TSBh2–3……以此类推，在12点钟时刻为手背二环12穴，记为TSBh2–12。右手参照左手记位取穴，与左手穴位成一镜像（图2–16）。

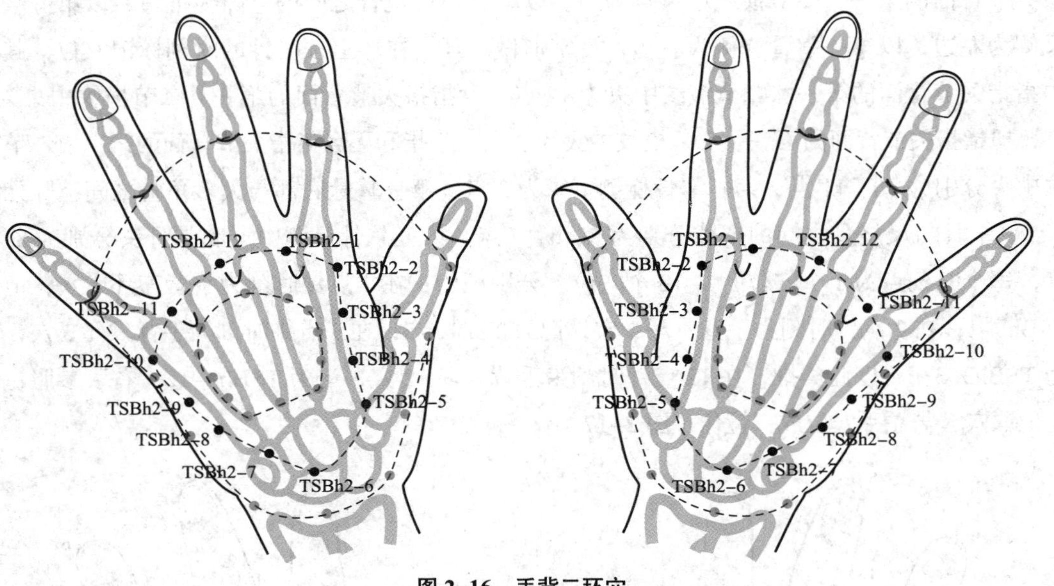

图2–16　手背二环穴

【主治病症】本组穴位位于手背，有调畅天、地、人三部之气，通利龙路、火路，清热解毒、补虚、开窍、止痛的功效，尤善于补虚、开窍，临床多用于治疗局部麻木疼痛、颈肩腰腿痛、感冒、咳嗽、咽喉肿痛、头面五官疾病等。

TSBh2–1：手背肿痛、手指拘挛、手指麻木、头项强痛、肩颈疼痛、烦热。

TSBh2–2：感冒、发热、目痛、咽喉疼痛、头项强痛、手背肿痛、手指拘挛、手指麻木。

TSBh2–3：感冒、咳嗽、咽喉疼痛、扁桃体炎、牙痛、痤疮、目赤肿痛、头项强痛、偏头痛、面瘫、口眼㖞斜、胃痛、手指拘挛、手指麻木、手腕及臂部疼痛、肩周炎。

TSBh2–4：头痛、偏头痛、面瘫、口眼㖞斜、半身不遂、冠心病、心悸、胸痹、胃痛、肺炎、肺气肿、肺癌、耳鸣、耳聋、月经不调、痛经、难产、手指拘挛、手指麻木、腰腿痛、坐骨神经痛。

TSBh2–5：手背肿痛、手指拘挛、头痛、偏头痛、面瘫、半身不遂、腰腿痛、坐骨神经痛、月经不调、痛经。

TSBh2–6：手背肿痛、手指拘挛、腰腿痛、坐骨神经痛。

TSBh2–7：手背肿痛、手指拘挛、腰腿痛、坐骨神经痛。

TSBh2–8：手背肿痛、手指拘挛、坐骨神经痛、头痛、头晕、耳鸣、耳聋、肾虚腰痛。

TSBh2–9：手背肿痛、手指拘挛、肾虚腰痛、坐骨神经痛、头痛、头晕、耳鸣、耳聋。

TSBh2–10：手背肿痛、手指拘挛、坐骨神经痛、头痛、头晕、肾虚腰痛、耳鸣、耳聋。

TSBh2–11：手背肿痛、手指拘挛、手指麻木、咽喉疼痛、头项强痛、烦热、感冒、头晕、

NOTE

头痛。

TSBh2-12：手背肿痛、手指拘挛、手指麻木、咽喉疼痛、头项强痛、烦热。

【点灸方法】每天点灸 1 次或数次。

（3）手背三环穴（TSBh3）

【穴位位置】在手背。

【取穴方法】正坐位或仰卧位，以左手为例。手背三环穴在手指背侧，上以第一至五指指关节背面的第一、二节横纹中央点为边，以掌骨与尺桡骨之间的空隙为下边，以第五掌骨尺侧为左边，以第一掌骨桡侧为右边，沿掌形做一环。在环上按时钟的时刻标记穴位，其中中指指关节背面的第一、二节横纹中央为 12 点，食指指关节背面的第一、二节横纹中央为 1 点，拇指指关节背面的第一、二节横纹中央为 2 点，小指和无名指指关节背面的第一、二节横纹中央分别为 10、11 点，第一掌骨桡侧下缘为 3 点，第一掌骨底部与大多角骨之间空隙处为 4 点，掌骨与尺桡骨之间的空隙分别为 5、6、7 点，第五掌骨尺侧中点和掌骨头分别为 8、9 点，每个时刻点为 1 个穴位，共 12 个穴位。分别记为：在 1 点钟时刻为手背三环 1 穴，记为 TSBh3-1；在 2 点钟时刻为手背三环 2 穴，记为 TSBh3-2；在 3 点钟时刻为手背三环 3 穴，记为 TSBh3-3……以此类推，在 12 点钟时刻为手背三环 12 穴，记为 TSBh3-12。右手参照左手记位取穴，与左手穴位成一镜像（图 2-17）。

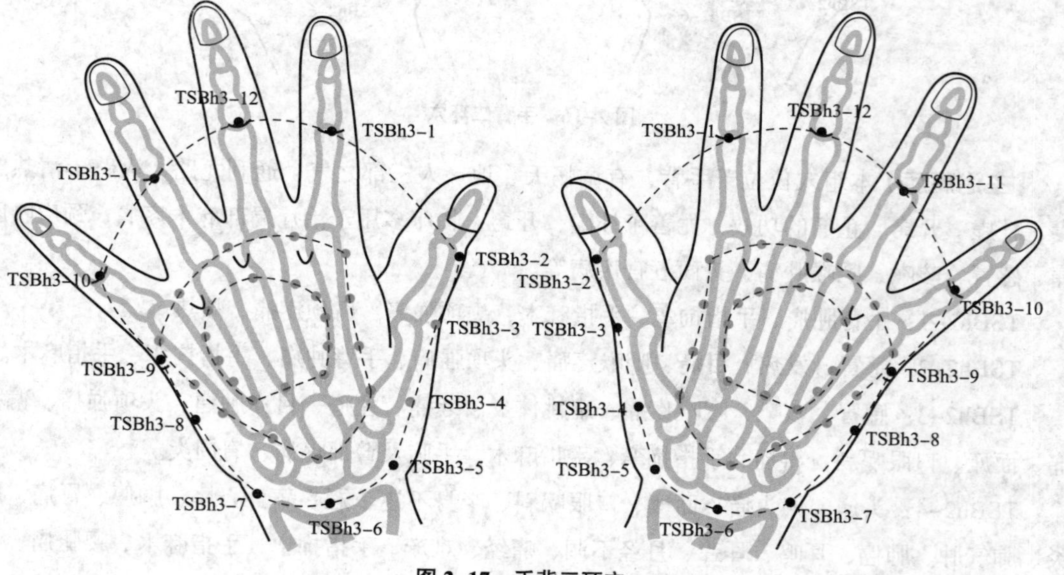

图 2-17 手背三环穴

【主治病症】本组穴位位于手背，有调畅天、地、人三部之气，通利龙路、火路，解毒补虚、开窍、止痛的功效，尤善于解毒补虚、通路止痛，临床多用于治疗局部麻木疼痛、颈肩腰腿痛、头痛、胃痛、腹痛、头面五官疾病等。

TSBh3-1：前额头痛、胃痛、腹痛、指关节疼痛。

TSBh3-2：视物不明、目赤肿痛、带状疱疹后遗神经痛、指关节疼痛、发热。

TSBh3-3：带状疱疹后遗神经痛、消化道溃疡、疮疡、伤口久溃不收。

TSBh3-4：手指屈伸不利、感冒、咽喉肿痛。

TSBh3-5：手指屈伸不利、感冒头痛、咽喉肿痛、手腕痛。

NOTE

TSBh3-6：手腕疼痛、手指挛紧、手掌活动不利、耳鸣、耳聋、目赤肿痛。

TSBh3-7：手腕疼痛、指挛臂痛、耳鸣、耳聋、头痛项强、胁肋疼痛。

TSBh3-8：手指拘挛、耳鸣、耳聋、目赤肿痛。

TSBh3-9：肘臂及手指挛紧、头项强痛、腰痛、头晕目眩、目赤肿痛、耳鸣、耳聋、黄疸、癫狂、痫病。

TSBh3-10：目赤肿痛、咽喉疼痛、指关节疼痛、呃逆、阴部疼痛。

TSBh3-11：后头痛、偏头痛、胁肋疼痛、指关节疼痛。

TSBh3-12：呕吐、呃逆、噎膈、头项痛、指关节疼痛。

【点灸方法】每天点灸 1 次或数次。

4. 手心环穴（TSXh） 手心环穴在手的掌面，有 3 个环，共有 36 个穴位（图 2-18）。

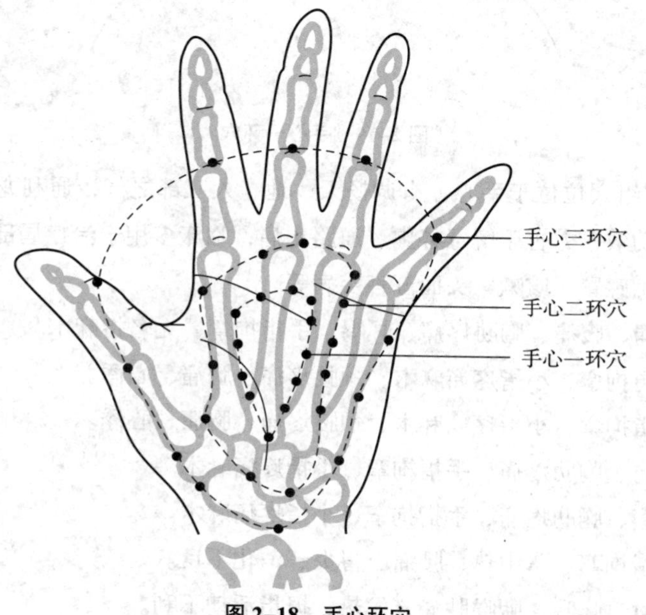

图 2-18　手心环穴

（1）手心一环穴（TSXh1）

【穴位位置】在手掌面。

【取穴方法】正坐位或仰卧位，以左手为例。手心一环穴在第二和第四掌骨之间，以第三掌骨关节后为上边，以第三掌骨底为下边，以第二掌骨尺侧为左边，以第四掌骨桡侧为右边，沿掌形做一环。以第三掌骨尺侧关节后为 12 点，顺时针依次在第四掌骨桡侧的环上按时钟的时刻分成 5 个时刻点，分别为 1、2、3、4、5 点，每个时刻点为 1 个穴位，第三掌骨底为 6 点，沿着第二掌骨尺侧的环上再按时钟的时刻分成 4 个时刻点，分别为 7、8、9、10 点，在第三掌骨桡侧关节后为 11 点，每个时刻点为 1 个穴位，共 12 个穴位。分别记为：在 1 点钟时刻为手心一环 1 穴，记为 TSXh1-1；在 2 点钟时刻为手心一环 2 穴，记为 TSXh1-2；在 3 点钟时刻为手心一环 3 穴，记为 TSXh1-3……以此类推，在 12 点钟时刻为手心一环 12 穴，记为 TSXh1-12。右手参照左手记位取穴，与左手穴位成一镜像（图 2-19）。

NOTE

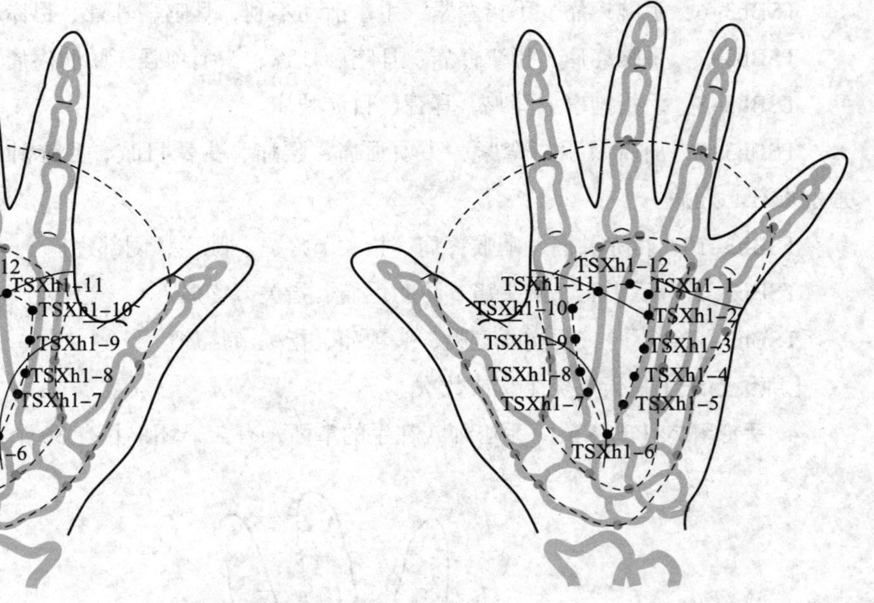

图 2-19　手心一环穴

【主治病症】本组穴位位于手心，有调畅天、地、人三部之气，通利龙路、火路，解毒补虚、开窍、止痛的功效，尤善于解毒补虚、通路止痛，临床多用于治疗局部麻木疼痛、颈肩腰腿痛、胸痛、心悸、感冒、咳嗽、头面五官疾病等。

TSXh1-1：胃痛、腹痛、胸胁疼痛、耳鸣、手指拘挛、无名指麻木。

TSXh1-2：手指拘挛、小指疼痛麻木、颈腰疼痛、胸痛、心悸。

TSXh1-3：手指拘挛、小指疼痛麻木、颈腰疼痛、胸痛、心悸。

TSXh1-4：腹痛、胸胁疼痛、手指拘挛、小指疼痛麻木。

TSXh1-5：腹痛、胸胁疼痛、手指拘挛、小指疼痛麻木。

TSXh1-6：手指拘挛、掌中热、腰痛、胃炎、消化不良。

TSXh1-7：咳嗽、哮喘、咽喉肿痛、发热、拇指活动不利。

TSXh1-8：感冒、发热、咳嗽、哮喘、拇指活动不利。

TSXh1-9：感冒、发热、咳嗽、哮喘、拇指活动不利。

TSXh1-10：咳嗽、哮喘、食指麻木、活动不利。

TSXh1-11：咳嗽、哮喘、胸痛、咯血、胃痛、食指麻木和活动不利。

TSXh1-12：心悸、心痛、手指拘挛、中指麻木。

【点灸方法】每天点灸 1 次或数次。

（2）手心二环穴（TSXh2）

【穴位位置】在手掌面。

【取穴方法】正坐位或仰卧位，以左手为例。手心二环穴在第二和第四掌骨之间，以第三指骨关节后为上边，以第三掌骨的头状骨、月骨和钩骨之间的空隙处为下边，以第二掌骨桡侧为左边，以第四掌骨尺侧为右边，沿掌形做一环。环上第三指骨关节后尺侧为 12 点，顺时针依次在第四掌骨尺侧的环上按时钟的时刻分成 5 个时刻点，分别为 1、2、3、4、5 点，第三掌骨的头状骨、月骨和钩骨之间的空隙处为 6 点，在小多角骨、大多角骨和手舟骨之间的空隙处为 7 点，在第二掌骨的桡侧上下两头和中点分别为 3 个时刻点，自下而上顺时针分别为 8、9、

10 点，第三指骨关节后桡侧为 11 点，每个时刻点为 1 个穴位，共 12 个穴位。分别记为：在 1 点钟时刻为手心二环 1 穴，记为 TSXh2–1；在 2 点钟时刻为手心二环 2 穴，记为 TSXh2–2；在 3 点钟时刻为手心二环 3 穴，记为 TSXh2–3……以此类推，在 12 点钟时刻为手心二环 12 穴，记为 TSXh2–12。右手参照左手记位取穴，与左手穴位成一镜像（图 2–20）。

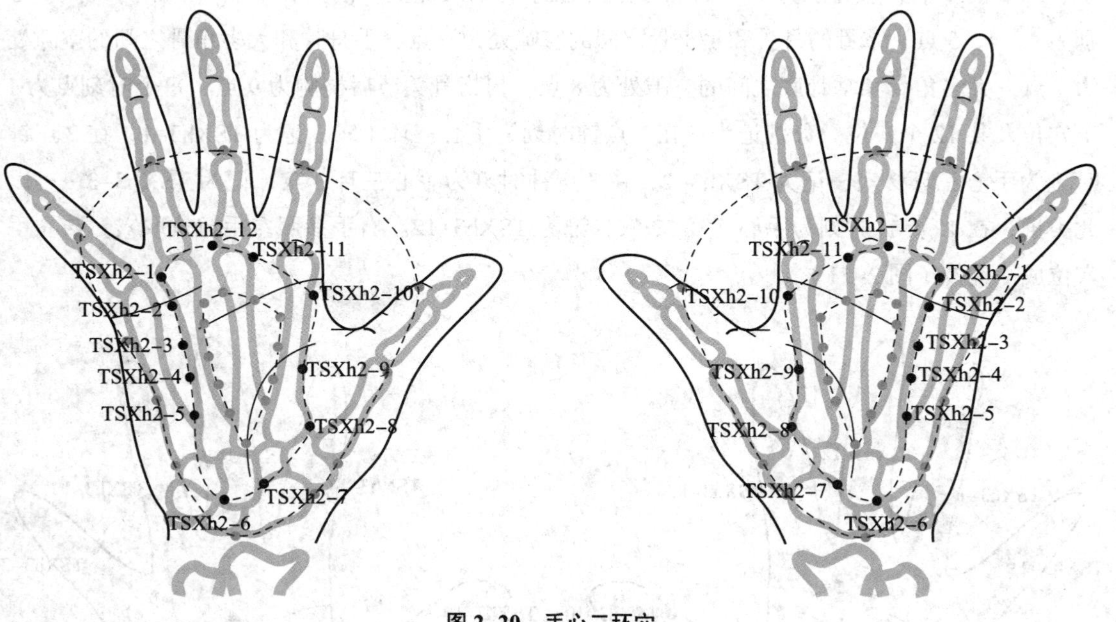

图 2–20　手心二环穴

【主治病症】本组穴位位于手心，有调畅天、地、人三部之气，通利龙路、火路，解毒补虚、止痛的功效，尤善于解毒补虚，临床多用于治疗局部麻木疼痛、腰腿痛、胃痛、腹痛、肾虚、小便不利、阳痿、遗精等。

TSXh2–1：厌食、腹泻、胃肠胀气、消化不良、胁肋疼痛、胆囊炎。

TSXh2–2：厌食、腹泻、胃肠胀气、消化不良、阳痿、遗精、月经不调。

TSXh2–3：手指麻木、小指拘挛、阴痒、小便不利、遗尿。

TSXh2–4：肾病、小便不利、遗尿、腰痛、阳痿。

TSXh2–5：肾病、小便不利、遗尿、腰痛、阳痿。

TSXh2–6：胁肋痛、腰腿痛、坐骨神经痛、足跟痛、痛风性关节炎、关节疼痛、手指拘挛。

TSXh2–7：下腹痛、腰腿痛、坐骨神经痛、足跟痛、关节疼痛、掌中热、手指麻木、手指拘挛。

TSXh2–8：咳嗽、咯血、咽喉肿痛、消化不良、颈肩痛。

TSXh2–9：胃炎、咳嗽、哮喘、咽喉肿痛、颈肩痛。

TSXh2–10：消化不良、胃痛、腹痛。

TSXh2–11：厌食、腹泻、胃肠胀气、消化不良、脐周疼痛。

TSXh2–12：厌食、腹泻、胃肠胀气、消化不良、腹痛。

【点灸方法】每天点灸 1 次或数次。

（3）手心三环穴（TSXh3）

【穴位位置】在手掌面和指掌面。

NOTE

【取穴方法】正坐位或仰卧位，以左手为例。手心三环穴以指关节掌面的第一、二节横纹中央点为上边，以掌骨的月骨和手舟骨之间的空隙处为下边，以第一掌骨桡侧为左边，以第五掌骨尺侧为右边，沿掌形做一环。以中指指关节掌面的第一、二节横纹中央点为12点，无名指、小指指关节掌面的第一、二节横纹中央点分别为1、2点，大拇指、食指指关节掌面的第一、二节横纹中央点分别为10、11点，在第五掌骨的尺侧上下两头和中点为3个时刻点，分别为3、4、5点，掌骨的月骨和手舟骨之间的空隙处为6点，手舟骨和大多角骨之间的空隙处为7点，大多角骨和掌骨底之间的空隙处为8点，拇指骨关节后桡侧为9点，每个时刻点为1个穴位，共12个穴位。分别记为：在1点钟时刻为手心三环1穴，记为TSXh3-1；在2点钟时刻为手心三环2穴，记为TSXh3-2；在3点钟时刻为手心三环3穴，记为TSXh3-3……以此类推，在12点钟时刻为手心三环12穴，记为TSXh3-12。右手参照左手记位取穴，与左手穴位成一镜像（图2-21）。

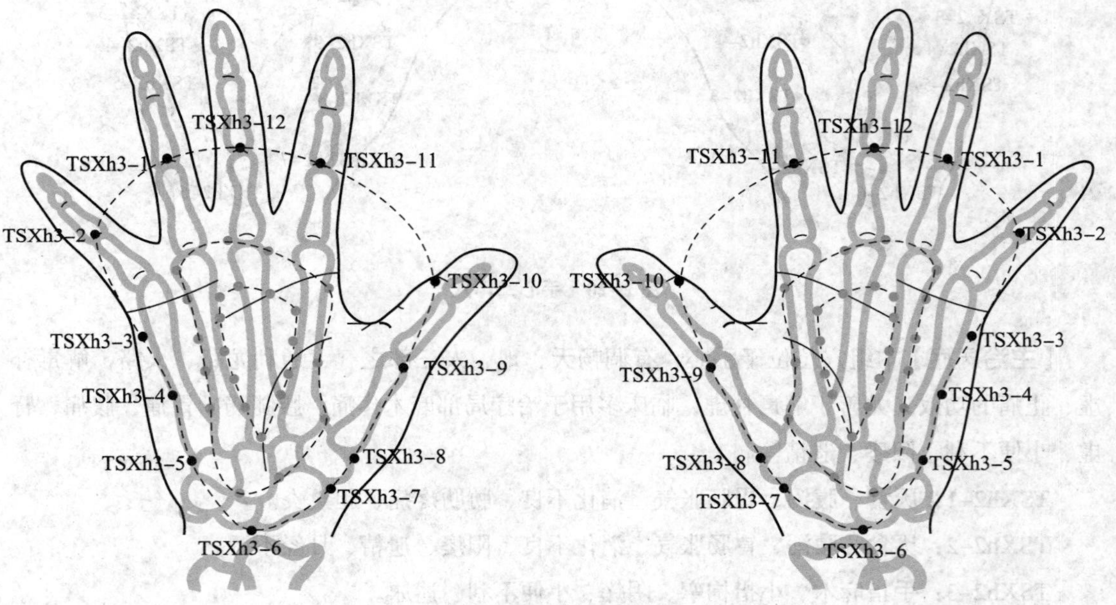

图2-21 手心三环穴

【主治病症】本组穴位位于手心，有调畅天、地、人三部之气，通利谷道、龙路、火路，清热解毒、开窍的功效，尤善于清心火、开窍，临床多用于治疗局部麻木疼痛、晕厥、昏迷、高热、头面五官疾病等。

TSXh3-1：晕厥、昏迷、中风、高热、小儿惊风、手指胀麻。

TSXh3-2：晕厥、昏迷、中风、高热、小儿惊风、手指胀麻。

TSXh3-3：耳鸣、耳聋、头痛、手指拘挛、急性腰扭伤、落枕。

TSXh3-4：小指麻痛及肾虚引起的头晕眼花、腰痛。

TSXh3-5：小指麻痛及肾虚引起的头晕眼花、腰痛。

TSXh3-6：心悸、失眠、腕痛、小指麻木。

TSXh3-7：手腕疼痛、咳嗽、失眠。

TSXh3-8：咳嗽、咽喉肿痛、热病。

TSXh3-9：咳嗽、咽喉肿痛、关节痛、踝扭伤。

TSXh3-10：晕厥、昏迷、中风、高热、小儿惊风、手指胀麻。

TSXh3-11：晕厥、昏迷、中风、高热、小儿惊风、手指胀麻。

TSXh3-12：晕厥、昏迷、中风、高热、小儿惊风、手指胀麻。

【点灸方法】每天点灸 1 次或数次。

（四）腹部环穴

1. 脐环穴（RQh）

【穴位位置】在腹部。

【取穴方法】以肚脐（命蒂）为中心，在脐边缘做圆环，在圆环上按时钟的时刻分成 12 等分，每个时刻点为 1 个穴位，共 12 个穴位。分别记为：在 1 点钟时刻为脐环 1 穴，记为 RQh-1；在 2 点钟时刻为脐环 2 穴，记为 RQh-2；在 3 点钟时刻为脐环 3 穴，记为 RQh-3……以此类推，在 12 点钟时刻为脐环 12 穴，记为 RQh-12（图 2-22）。

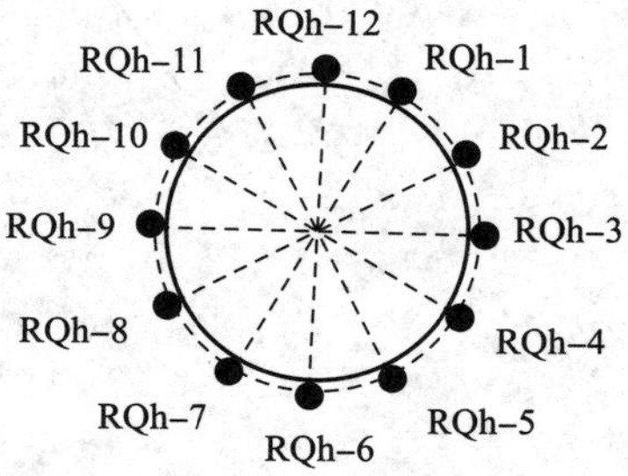

RQh-12
RQh-1
RQh-2
RQh-3
RQh-4
RQh-5
RQh-6
RQh-7
RQh-8
RQh-9
RQh-10
RQh-11

图 2-22　脐环穴

【主治病症】本组穴位位于人部，又是人体的中央，具有通谷道、补诸虚及通畅天、地、人三部之气的功效，多用于治疗谷道疾病及各种虚证，如胃痛、消化不良、腹胀、腹泻、便秘、诸虚劳损等。

RQh-1：心慌、失眠、腹胀、食欲差、消化不良、腹泻、面色苍白、月经过多、子宫脱垂、左肩疼痛。

RQh-2：腹胀、食欲差、咳嗽、消化不良、便秘。

RQh-3：咳嗽、气喘、水肿、气短、皮肤病、气道不畅。

RQh-4：口干、大便秘结、腹泻、肠炎、咳嗽。

RQh-5：便秘、便溏、腹泻、黏液便、腰痛、腹痛。

RQh-6：小便不利、夜尿多、腰膝酸软、闭经、不孕不育、畏寒怕冷、痔疮、子宫肌瘤、前列腺炎、腰背疾病。

RQh-7：胃痛、胃胀、子宫肌瘤、乳腺增生、肿瘤、腰痛。

RQh-8：呃逆、胃痛、反胃、关节病变、结石、胃脘痛。

RQh-9：肝病、筋伤、妇科疾病、胁肋疾病、足病、痛症。

RQh-10：胆囊炎、胆结石、气管炎、感冒、伤风、哮喘、左肩背痛、胸部疾病。

RQh-11：胁肋疼痛、伤风、受风、左肩背病、血管病。

RQh-12：心闷痛、眼疾、心脏疾病、血液疾病、乳房疾病。

【点灸方法】每天点灸 1 次或数次。

2. 腹环穴（RFh）　腹环穴是指在腹部上，以肚脐为中心，将脐周到腰部边缘的水平线平均分为 6 等分，依次旁开 1 等分、2 等分、3 等分、4 等分、5 等分、6 等分的距离分别做同心环，共有 6 个环，在每个环上依时钟 1 ～ 12 点的时刻各取 1 个穴位，共计 72 个穴位（图 2-23）。

（1）腹一环穴（RFh1）

【穴位位置】在腹部。

【取穴方法】正坐位或仰卧位，以肚脐为中心，将脐周到腰部边缘的水平线平均分为 6 等

NOTE

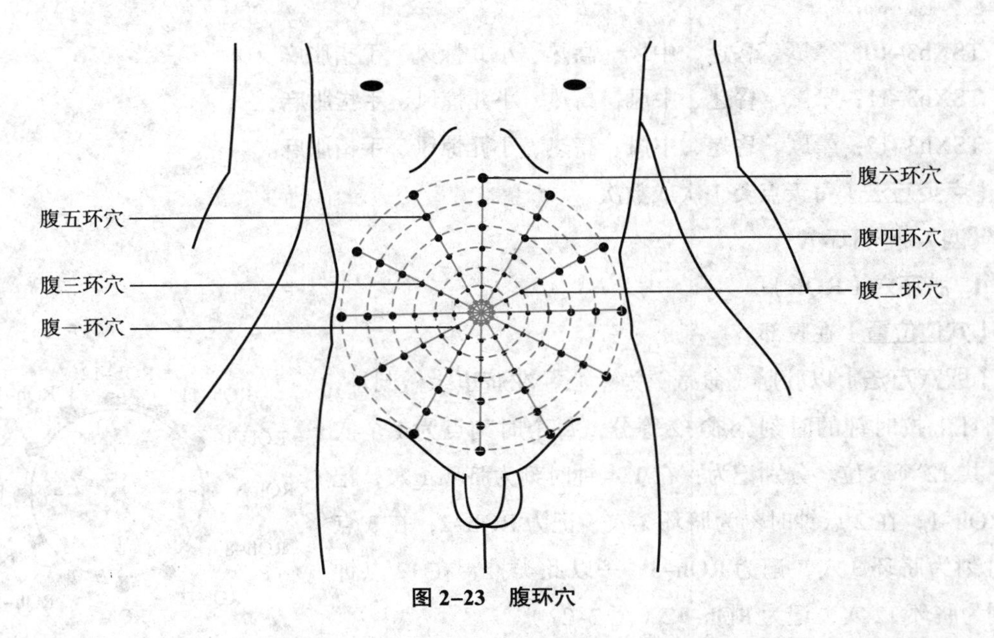

图 2–23 腹环穴

分，依次旁开 1 等分、2 等分、3 等分、4 等分、5 等分、6 等分的距离分别做同心环，在 1 等分处所做的圆环上的穴位称为腹一环穴。在圆环上按时钟的时刻分成 12 等分，每个时刻点为 1 个穴位，共 12 个穴位。分别记为：在 1 点钟时刻为腹一环 1 穴，记为 RFh1–1；在 2 点钟时刻为腹一环 2 穴，记为 RFh1–2；在 3 点钟时刻为腹一环 3 穴，记为 RFh1–3……以此类推，在 12 点钟时刻为腹一环 12 穴，记为 RFh1–12（图 2–24）。

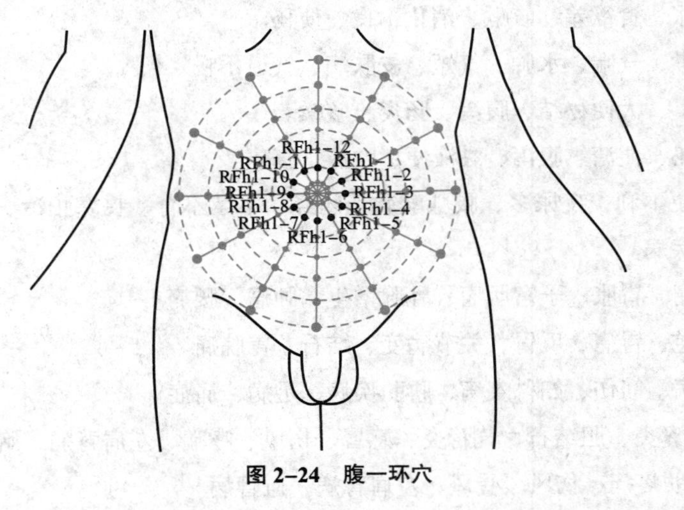

图 2–24 腹一环穴

【主治病症】本组穴位位于人部，靠近脐环穴，具有通谷道的功效，能调畅天、地、人三部气机不畅而引起的疾病，多用于治疗腹痛、腹泻、便秘、月经病、水肿等。

RFh1–1、RFh1–11：腹胀、腹痛、消化不良、泄泻、痢疾、小便不利、气逆上冲、月经不调。

RFh1–2、RFh1–10：腹胀痛、泄泻、大便硬结、小便不利、月经不调。

RFh1–3、RFh1–9：腹痛、腹胀、大便硬燥、呕吐、泄泻、呕逆、痢疾、月经不调、腰脊痛、肠炎、胃炎、膀胱炎、肠麻痹。

RFh1–4、RFh1–8：腰腹冷痛、月经不调、大便秘结、泄泻、痢疾。

RFh1–5、RFh1–7：腹痛、大便秘结、泄泻、痢疾、月经不调。

NOTE

RFh1-6：腹痛冲心、小便不利、水肿、月经不调、崩漏、带下、子宫脱垂、恶露不止。

RFh1-12：腹胀、腹水、呕吐、腹泻、肠鸣泻痢、反胃、水肿、小便不利、肠炎、肾炎。

【点灸方法】每天点灸 1 次或数次。

（2）腹二环穴（RFh2）

【穴位位置】在腹部。

【取穴方法】正坐位或仰卧位，以肚脐为中心，将脐周到腰部边缘的水平线平均分为 6 等分，依次旁开 1 等分、2 等分、3 等分、4 等分、5 等分、6 等分的距离分别做同心环，在 2 等分处所做的圆环上的穴位称为腹二环穴。在圆环上按时钟的时刻分成 12 等分，每个时刻点为 1 个穴位，共 12 个穴位。分别记为：在 1 点钟时刻为腹二环 1 穴，记为 RFh2-1；在 2 点钟时刻为腹二环 2 穴，记为 RFh2-2；在 3 点钟时刻为腹二环 3 穴，记为 RFh2-3……以此类推，在 12 点钟时刻为腹二环 12 穴，记为 RFh2-12（图 2-25）。

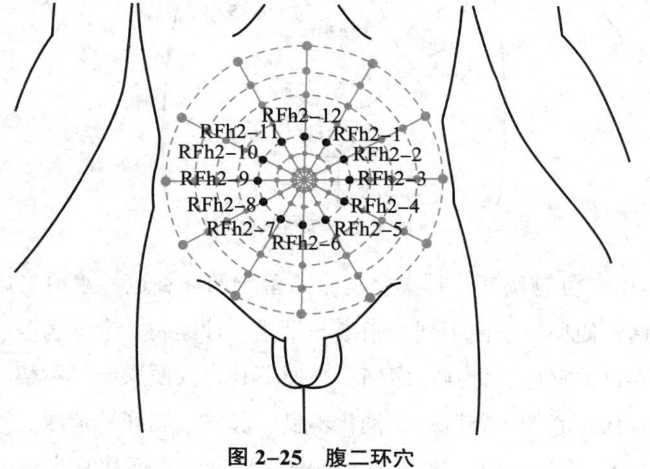

图 2-25　腹二环穴

【主治病症】本组穴位有调气、补虚之功，多用于调畅人部中下部之气，具有通调谷道的功效，多用于治疗胃痛、腹痛、腹泻、便秘等。

RFh2-1、RFh2-11：胃痛、胃胀、消化不良、饮食不下、反胃、呃逆。

RFh2-2、RFh2-10：胃冷、胃不适、消化不良、逆气冲心、黄疸、肝炎、肝气郁结。

RFh2-3、RFh2-9：呕吐、泄泻、消化不良、食欲差、腹胀肠鸣、腹部冷痛、大便干满硬。

RFh2-4、RFh2-8：消化不良、腹胀肠鸣、腹痛、泄泻、便秘。

RFh2-5、RFh2-7：癥瘕、肠鸣疼痛、月经不调、带下、不孕、产后恶露不尽、遗精、疝气、便秘。

RFh2-6：下腹疼痛、腰脊疼痛、遗尿、阳痿、遗精、滑精、闭经、崩漏、带下、子宫脱垂、气虚、气喘、身体羸弱、失眠、神经衰弱。

RFh2-12：消化不良、胃痛、胃下垂、腹泻、腹痛、反胃、呃逆。

【点灸方法】每天点灸 1 次或数次。

（3）腹三环穴（RFh3）

【穴位位置】在腹部。

【取穴方法】正坐位或仰卧位，以肚脐为中心，将脐周到腰部边缘的水平线平均分为 6 等分，依次旁开 1 等分、2 等分、3 等分、4 等分、5 等分、6 等分的距离分别做同心环，在 3 等

NOTE

分处所做的圆环上的穴位称为腹三环穴。在圆环上按时钟的时刻分成 12 等分，每个时刻点为 1 个穴位，共 12 个穴位。分别记为：在 1 点钟时刻为腹三环 1 穴，记为 RFh3–1；在 2 点钟时刻为腹三环 2 穴，记为 RFh3–2；在 3 点钟时刻为腹三环 3 穴，记为 RFh3–3……以此类推，在 12 点钟时刻为腹三环 12 穴，记为 RFh3–12（图 2–26）。

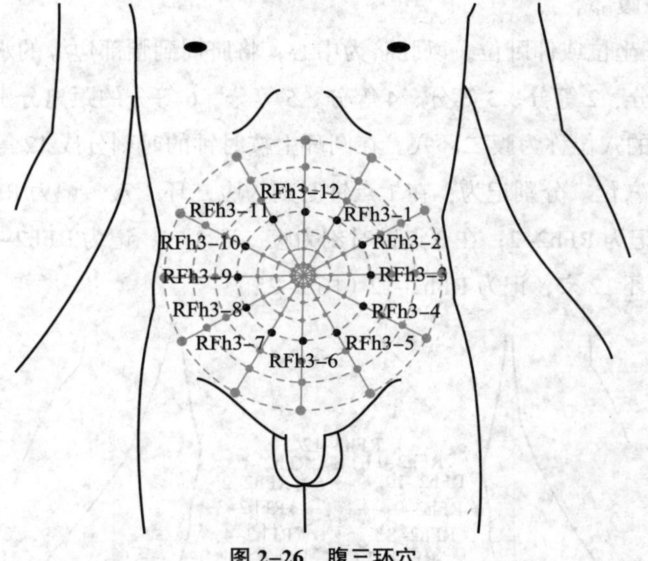

图 2–26 腹三环穴

【主治病症】本组穴位有调气、补虚之功，尤善于调补谷道、水道之虚，临床多用于治疗胃脘不适、消化不良、便秘、小便不利、阳痿、早泄、月经病、带下病等。

RFh3–1、RFh3–11：呕逆、脊强、腹痛、小便不利、大便燥结、不孕。

RFh3–2、RFh3–10：心烦、胃脘痛、消化不良、脚气、肠疝、遗尿、癫狂。

RFh3–3、RFh3–9：身体困重、肥胖、大便溏烂、泄泻、便秘、小腹寒痛、中焦虚寒、四肢不举。

RFh3–4、RFh3–8：腹胀腹痛、月经不调、阴挺、癥瘕、小便不利、遗精、早泄、子宫内膜炎、卵巢疾病。

RFh3–5、RFh3–7：腰脊痛、泄泻、月经不调、带下、小便不利、不孕不育、诸虚劳损。

RFh3–6：少腹疼痛、腹泻、月经不调、痛经、子宫脱垂、盆腔炎、带下、阴痒、遗精、不孕不育、遗尿、阳痿、早泄、疝气、小便不利、诸虚劳损。

RFh3–12：胃痛、腹胀、腹痛、呕逆、食欲差、急慢性胃炎、身肿。

【点灸方法】每天点灸 1 次或数次。

（4）腹四环穴（RFh4）

【穴位位置】在腹部。

【取穴方法】正坐位或仰卧位，以肚脐为中心，将脐周到腰部边缘的水平线平均分为 6 等分，依次旁开 1 等分、2 等分、3 等分、4 等分、5 等分、6 等分的距离分别做同心环，在 4 等分处所做的圆环上的穴位称为腹四环穴。在圆环上按时钟的时刻分成 12 等分，每个时刻点为 1 个穴位，共 12 个穴位。分别记为：在 1 点钟时刻为腹四环 1 穴，记为 RFh4–1；在 2 点钟时刻为腹四环 2 穴，记为 RFh4–2；在 3 点钟时刻为腹四环 3 穴，记为 RFh4–3……以此类推，在 12 点钟时刻为腹四环 12 穴，记为 RFh4–12（图 2–27）。

NOTE

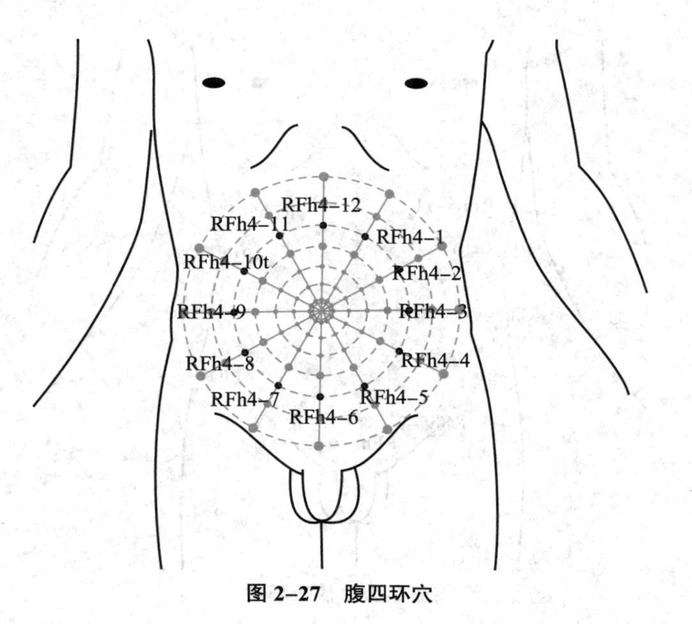

图 2-27　腹四环穴

【主治病症】本组穴位多用于调畅人部中下部之气，具有通谷道、调水道的功效，多用于治疗胃脘不适、消化不良、便秘、小便不利、阳痿、早泄、月经病、带下病等。

RFh4-1、RFh4-11：胸胁胀气、积气腹胀、肠鸣疼痛、食欲差、下利不止、消化不良、胃脘痛、疝气痛、脱肛、水肿、遗尿。

RFh4-2、RFh4-10：腹部冷痛、消化不良、泄泻、便秘。

RFh4-3、RFh4-9：泄泻、便秘、下利不止、肥胖、惊悸不安、善恐、身体困重。

RFh4-4、RFh4-8：少腹冷痛、咳逆、心痛、疝气痛、下利。

RFh4-5、RFh4-7：疝气、闭经、不孕、带下、阳痿、少腹冷痛。

RFh4-6：小便不利、尿痛、小便不尽、遗尿、癃闭、阳痿、月经不调、痛经、少腹疼痛、产后恶露不下、带下、阴挺、疝气。

RFh4-12：胃痛、胃胀、呕逆、反胃、腹胀、消化不良、食欲差、肠鸣泄泻、便秘、失眠、心烦、多梦、牙痛、颈项疼痛。

【点灸方法】每天点灸 1 次或数次。

（5）腹五环穴（RFh5）

【穴位位置】在腹部。

【取穴方法】正坐位或仰卧位，以肚脐为中心，将脐周到腰部边缘的水平线平均分为 6 等分，依次旁开 1 等分、2 等分、3 等分、4 等分、5 等分、6 等分的距离分别做同心环，在 5 等分处所做的圆环上的穴位称为腹五环穴。在圆环上按时钟的时刻分成 12 等分，每个时刻点为 1 个穴位，共 12 个穴位。分别记为：在 1 点钟时刻为腹五环 1 穴，记为 RFh5-1；在 2 点钟时刻为腹五环 2 穴，记为 RFh5-2；在 3 点钟时刻为腹五环 3 穴，记为 RFh5-3……以此类推，在 12 点钟时刻为腹五环 12 穴，记为 RFh5-12（图 2-28）。

【主治病症】本组穴位有调气、补虚之功，善于调人部之气，尤以调顺谷道、水道之气为首要。临床多用于治疗气行不畅所致的胁肋胀痛、胃脘胀痛、腹部胀痛、疝气等。

RFh5-1、RFh5-11：腹胀腹鸣、肝区疼痛、善太息、食欲差、疝气痛、上气喘息。

RFh5-2、RFh5-10：胁肋疼痛、脘痛、呕吐、泛酸、黄疸、善太息、胆囊炎、溃疡。

NOTE

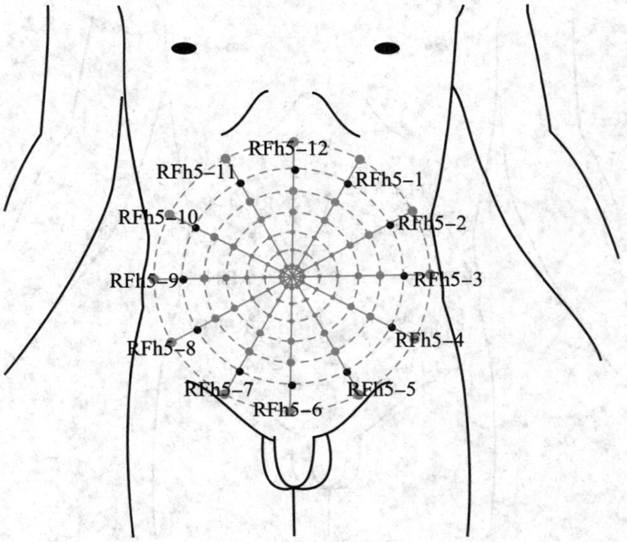

图 2-28 腹五环穴

RFh5-3、RFh5-9：肝炎、呕吐、肝脾大、肝区疼痛、肠鸣腹胀、消化不良、善太息、腰脊冷痛、胸胁胀痛、一切积聚痞块。

RFh5-4、RFh5-8：疝气痛、少腹胀痛、冷痛、积聚、痔疮、髋关节疼痛、附件炎、子宫内膜炎。

RFh5-5、RFh5-7：逆气、腹痛、睾丸痛、阴茎痛、疝气痛、月经不调、不孕、胎衣不下。

RFh5-6：子宫脱垂、月经不调、膀胱炎、睾丸炎。

RFh5-12：心中烦热、心痛、腹胀、饮食不化、反胃呕吐、腹中雷鸣、积聚、黄疸。

【点灸方法】每天点灸 1 次或数次。

（6）腹六环穴（RFh6）

【穴位位置】在腹部。

【取穴方法】正坐位或仰卧位，以肚脐为中心，将脐周到腰部边缘的水平线平均分为 6 等分，依次旁开 1 等分、2 等分、3 等分、4 等分、5 等分、6 等分的距离分别做同心环，在 6 等分处所做的圆环上的穴位称为腹六环穴。在圆环上按时钟的时刻分成 12 等分，每个时刻点为 1 个穴位，共 12 个穴位。分别记为：在 1 点钟时刻为腹六环 1 穴，记为 RFh6-1；在 2 点钟时刻为腹六环 2 穴，记为 RFh6-2；在 3 点钟时刻为腹六环 3 穴，记为 RFh6-3……以此类推，在 12 点钟时刻为腹六环 12 穴，记为 RFh6-12（图 2-29）。

【主治病症】本组穴位有调气、补虚之功，以调顺谷道、水道之气为首要。临床多用于治疗气行不畅所致胁肋胀痛、胃脘胀痛、腹部胀痛、疝气等。

RFh6-1、RFh6-11：胸痛、胸背肩肋疼痛、心痛、咯血喘嗽、呕吐、腹中雷鸣、食欲差、疝气。

RFh6-2、RFh6-10：胸胁胀痛、呕吐、呃逆、泄泻、消化不良、咳喘、肝炎、肋间神经痛、胆囊炎。

RFh6-3、RFh6-9：月经不调、少腹疼痛、赤白带下、腰肋背痛。

RFh6-4、RFh6-8：腹中积聚疼痛、痔疮、腹股沟疼痛、睾丸炎、子宫内膜炎。

RFh6-5、RFh6-7：疝气痛、阴茎痛、子宫脱垂。

NOTE

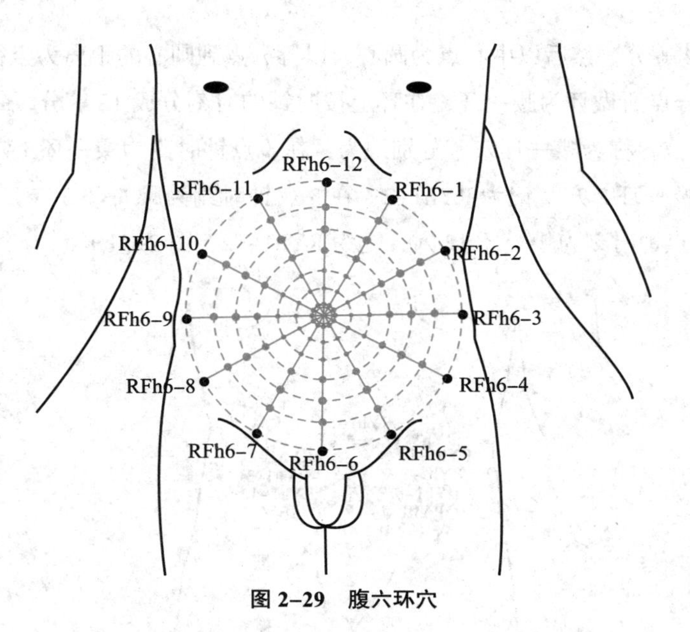

图 2-29　腹六环穴

RFh6-6：疝气、尿频、尿痛、小腹满胀、遗尿、遗精、阳痿、早泄。

RFh6-12：咳嗽气逆、心痛、心闷、黄疸、呕吐、呕血、下利、气逆上冲、惊悸、癫痫。

【点灸方法】每天点灸 1 次或数次。

（五）腰部环穴

腰环穴（RYh）有 3 个环。在腰部，以肚脐在后腰脊柱上的对应点为中心点，中心点至腰的最外侧边的水平线平均分为 4 等分，然后以中心点为圆心，以等分点到圆心的距离为半径做同心环，有 3 个等分点即做 3 个同心环，在各环上按时钟的时刻分成 12 等分，每个时刻点为 1 个穴位，1 个环有 12 个穴位，3 个环共有 36 个穴位。由里往外，第一个环上的穴位称为腰一环穴，第二个环上的穴位称为腰二环穴，第三个环上的穴位称为腰三环穴（图 2-30）。

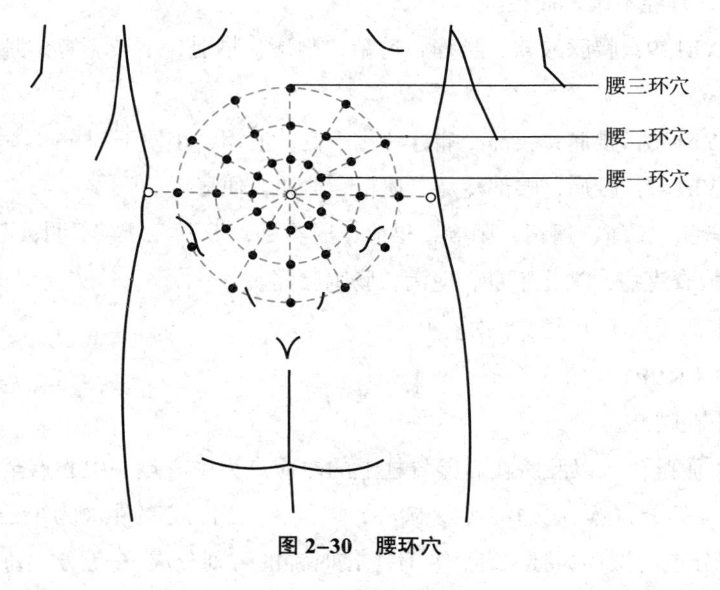

图 2-30　腰环穴

1. 腰一环穴（RYh1）

【穴位位置】在腰部。

【取穴方法】俯卧位，以肚脐在后腰脊柱上的对应点为中心点，中心点至腰的最外侧边的

NOTE

水平线平均分为4等分，然后以中心点为圆心，以等分点到圆心的距离为半径做同心环，由里往外的第一个等分点所做环为腰一环，在环上按时钟的时刻分成12等分，每个时刻点为1个穴位，共12个穴位，称为腰一环穴。分别记为：在1点钟时刻为腰一环1穴，记为RYh1–1；在2点钟时刻为腰一环2穴，记为RYh1–2；在3点钟时刻为腰一环3穴，记为RYh1–3……以此类推，在12点钟时刻为腰一环12穴，记为RYh1–12（图2–31）。

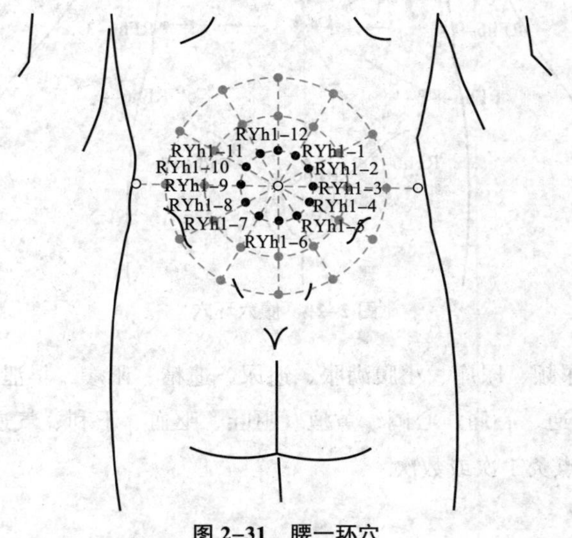

图2–31　腰一环穴

【主治病症】本组穴位位于人部，有通路、散结、止痛、补虚的功效，多用于治疗谷道、水道疾病，如腰部疼痛、肾虚等。

RYh1–1、RYh1–11：腰部疼痛、转侧不利，小便不利，尿频，头晕，月经不调。

RYh1–2、RYh1–10：腰部疼痛、痛引腿部，小便频数，赤白带下，畏寒怕冷，遗精，阳痿，耳鸣，耳聋，月经不调，痛经。

RYh1–3、RYh1–9：腰膝酸软，腰痛，遗精，阳痿，早泄，不孕不育，月经不调，消化不良，泄泻。

RYh1–4、RYh1–8：腰痛，腰部冷痛，消化不良，泄泻，小便不利。

RYh1–5、RYh1–7：腰痛，腰部冷痛，遗精，遗尿，便秘。

RYh1–6：虚劳，腰痛，遗精，阳痿，早泄，尿不尽，带下，月经不调，不孕不育，泄泻。

RYh1–12：腰脊疼痛，消化不良，泄泻，肠鸣腹痛。

【点灸方法】每天点灸1次或数次。

2. 腰二环穴（RYh2）

【穴位位置】在腰部。

【取穴方法】俯卧位，以肚脐在后腰脊柱上的对应点为中心点，中心点至腰的最外侧边的水平线平均分为4等分，然后以中心点为圆心，以等分点到圆心的距离为半径做同心环，由里往外的第二个等分点所做环为腰二环，在环上按时钟的时刻分成12等分，每个时刻点为1个穴位，共12个穴位，称为腰二环穴。分别记为：在1点钟时刻为腰二环1穴，记为RYh2–1；在2点钟时刻为腰二环2穴，记为RYh2–2；在3点钟时刻为腰二环3穴，记为RYh2–3……以此类推，在12点钟时刻为腰二环12穴，记为RYh2–12（图2–32）。

NOTE

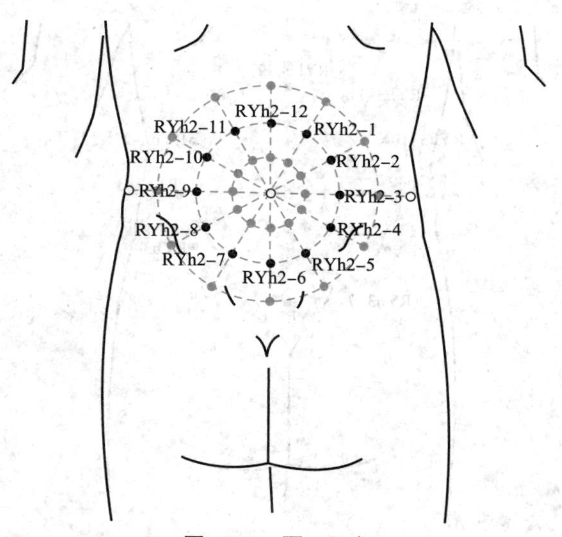

图 2-32　腰二环穴

【**主治病症**】本组穴位位于人部，有通谷道、水道、火路及散结止痛的功效，多用于治疗腹痛腹泻、便秘、阳痿、遗精、小便不利、腰腿疼痛等。

RYh2-1、RYh2-11：腰背痛、胸胁痛、反胃、呕吐、胃脘痛、消化不良、泄泻、黄疸、小便不利、水肿。

RYh2-2、RYh2-10：腰脊疼痛、腹胀、肠鸣腹泻、消化不良、阳痿、遗精、水肿、小便不尽。

RYh2-3、RYh2-9：腰脊疼痛、肠鸣、泄泻、久泻、月经不调、遗精、阳痿、早泄。

RYh2-4、RYh2-8：腰痛、痛经、月经不调、崩漏。

RYh2-5、RYh2-7：腰痛、月经不调、痔疮。

RYh2-6：腰骶疼痛、冷痛、下肢痿痹、少腹疼痛、月经不调、赤白带下、遗精、阳痿。

RYh2-12：腰脊疼痛、腹胀满、食欲差、小儿疳积。

【**点灸方法**】每天点灸 1 次或数次。

3. 腰三环穴（RYh3）

【**穴位位置**】在腰部。

【**取穴方法**】俯卧位，以肚脐在后腰脊柱上的对应点为中心点，中心点至腰的最外侧边的水平线平均分为 4 等分，然后以中心点为圆心，以等分点到圆心的距离为半径做同心环，由里往外的第三个等分点所做环为腰三环，在环上按时钟的时刻分成 12 等分，每个时刻点为 1 个穴位，共 12 个穴位，称为腰三环穴。分别记为：在 1 点钟时刻为腰三环 1 穴，记为 RYh3-1；在 2 点钟时刻为腰三环 2 穴，记为 RYh3-2；在 3 点钟时刻为腰三环 3 穴，记为 RYh3-3……以此类推，在 12 点钟时刻为腰三环 12 穴，记为 RYh3-12（图 2-33）。

【**主治病症**】本组穴位位于人部，有通谷道、水道、火路，舒筋理气、散结止痛的功效，多用于治疗胸胃不适、胁肋疼痛、月经不调、腰背疼痛、腰骶疼痛等。

RYh3-1、RYh3-11：胁痛、上腹胀痛、肠鸣、便秘、腰痛。

RYh3-2、RYh3-10：胸胁疼痛、背痛、饮食不下、肠鸣腹泻、呕吐。

RYh3-3、RYh3-9：腰肌疼痛、腰肌劳损、肠鸣腹痛。

RYh3-4、RYh3-8：腰痛、腹胀、泄泻。

NOTE

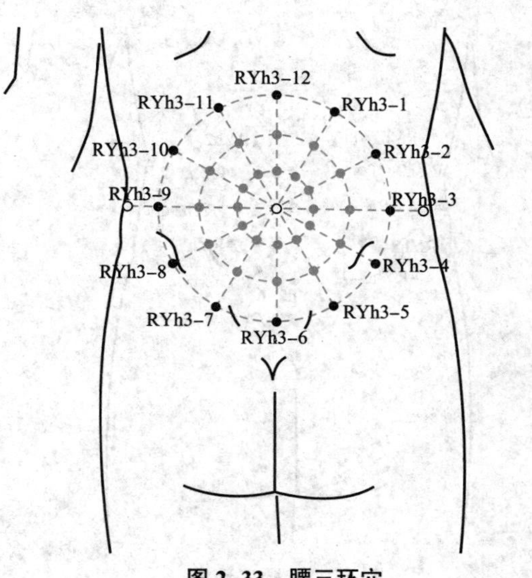

图 2-33 腰三环穴

RYh3-5、RYh3-7：腹胀、肠鸣、大小便不利、腰骶疼痛。

RYh3-6：腰骶疼痛、月经不调、头痛、神经衰弱、便秘。

RYh3-12：脊背疼痛、胃痛、腹痛、癫痫、抽筋、疝气。

【点灸方法】每天点灸 1 次或数次。

（六）腿部环穴

膝环穴（DXh）有 2 个环。由里往外，第一个环上的穴位称为膝一环穴，第二个环上的穴位称为膝二环穴。沿着髌骨边缘的凹陷处做一圆环，这是膝一环；再以膝一环穴为圆周，向外两横指的距离再做一个圆环，这是膝二环。然后分别在圆环上依时钟 1 ～ 12 点的时刻，每个时刻各取 1 个穴位，计 24 个穴位（图 2-34）。

膝二环穴

膝一环穴

图 2-34 膝环穴

1. 膝一环穴（DXh1）

【穴位位置】在膝关节部。

【取穴方法】正坐位或仰卧位。以髌骨为中心，沿着髌骨边缘的凹陷处做 1 个圆环，为膝一环。以左膝为例，在左膝一环上依时钟 1 ～ 12 点的时刻，每个时刻各取 1 个穴位，计 12 个穴位，称为膝一环穴。分别记为：在 1 点钟时刻为膝一环 1 穴，记为 DXh1-1；在 2 点钟时刻为膝一环 2 穴，记为 DXh1-2；在 3 点钟时刻为膝一环 3 穴，记为 DXh1-3……以此类推，在 12 点钟时刻为膝一环 12 穴，记为 DXh1-12。右膝参照左膝记位取穴，与左膝穴位成一镜像（图 2-35）。

【主治病症】本组穴位环绕膝髌，有消肿散结、通路止痛之功，临床主要用于治疗膝关节炎、膝关节酸胀肿痛、下肢麻木无力等。

DXh1-1：膝关节酸胀肿痛、鹤膝风、下肢无力、乳痈。

DXh1-2：膝关节酸胀肿痛、鹤膝风、下肢麻木无力。

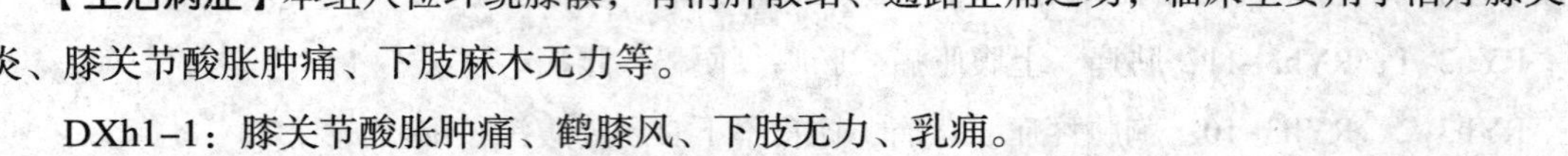

DXh1-3：膝关节酸胀肿痛、鹤膝风、下肢麻木无力。

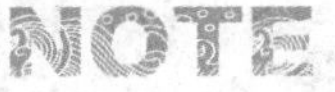

DXh1-4：膝关节酸胀肿痛、鹤膝风、下肢麻木无力。

DXh1-5：膝关节酸胀肿痛、鹤膝风、下肢麻木无力。

DXh1-6：膝关节酸胀肿痛、鹤膝风、下肢麻木无力、口舌生疮。

DXh1-7：膝关节酸胀肿痛、鹤膝风、下肢麻木无力。

DXh1-8：膝关节酸胀肿痛、鹤膝风、下肢麻木无力。

DXh1-9：膝关节酸胀肿痛、下肢麻木无力。

DXh1-10：膝关节酸胀肿痛、下肢麻木无力。

DXh1-11：膝关节酸胀肿痛、下肢麻木无力。

DXh1-12：膝关节酸胀肿痛、下肢麻木无力。

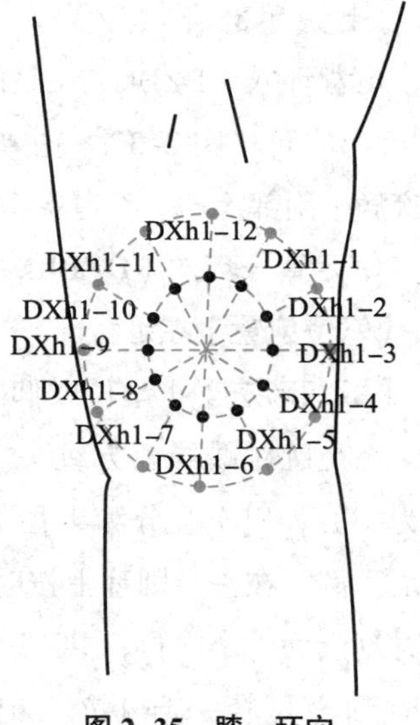

图 2-35　膝一环穴

【点灸方法】每天点灸 1 次或数次。

2. 膝二环穴（DXh2）

【穴位位置】在膝关节部。

【取穴方法】正坐位或仰卧位。以膝一环穴为圆周，向外两横指的距离再做一个圆环，是膝二环。以左膝为例，在左膝二环上依时钟 1 ～ 12 点的时刻，每个时刻各取 1 个穴位，计 12 个穴位，称为膝二环穴。分别记为：在 1 点钟时刻为膝二环 1 穴，记为 DXh2-1；在 2 点钟时刻为膝二环 2 穴，记为 DXh2-2；在 3 点钟时刻为膝二环 3 穴，记为 DXh2-3……以此类推，在 12 点钟时刻为膝二环 12 穴，记为 DXh2-12。右膝参照左膝记位取穴，与左膝穴位成一镜像（图 2-36）。

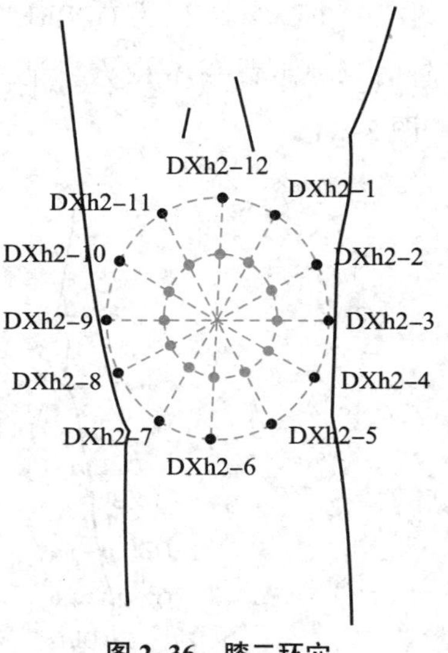

图 2-36　膝二环穴

【主治病症】本组穴位环绕膝部，有消肿散结、通路止痛之功，且能补虚解毒，临床主要用于治疗膝关节炎、下肢痿痹、胃痛、腹胀、腹痛、月经不调等。

DXh2-1：膝关节肿痛、下肢无力、胃胀、胃痛。

DXh2-2：膝关节肿痛、下肢麻木无力。

DXh2-3：膝关节肿痛、下肢麻木无力。

DXh2-4：膝关节肿痛、下肢麻木无力、足内翻。

DXh2-5：膝关节肿痛、下肢麻木无力、乳疾、黄疸、小儿惊风。

DXh2-6：膝关节肿痛、下肢痿痹。

DXh2-7：膝关节痛、水肿、腹胀、腹泻。

DXh2-8：膝关节肿痛、下肢痿痹、咽喉肿痛。

DXh2-9：膝关节肿痛、下肢痿痹、月经不调、赤白带下。

DXh2-10：膝关节肿痛、下肢麻木无力。

DXh2-11：膝关节肿痛、月经不调、风疹瘙痒。

DXh2-12：膝关节肿痛、下肢痿痹、下肢麻木、瘫痪。

【点灸方法】每天点灸 1 次或数次。

NOTE

（七）足部环穴

足背环穴（DZBh）在足的背面，有 2 个环，双足共有 48 个穴位（图 2–37）。主要用于治疗足背部疾病、乳房疾病、阴部疾病、谷道疾病等。

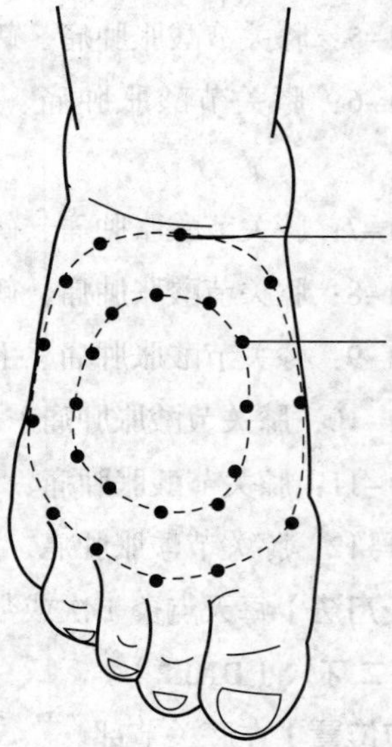

1. 足背一环穴（DZBh1）

【穴位位置】在足背部。

【取穴方法】正坐位或仰卧位。把足背横纹中点至第二、三足趾趾蹼缘上方纹头之间分 4 等分，以足背中间点为中心，以 1 等分为半径沿足背形状做 1 个圆环。以左足为例，在左足圆环上按时钟的时刻分成 12 等分，每个时刻点为 1 个穴位，共 12 个穴位。分别记为：在 1 点钟时刻为足背一环 1 穴，记为 DZBh1–1；在 2 点钟时刻为足背一环 2 穴，记为 DZBh1–2；在 3 点钟时刻为足背一环 3 穴，记为 DZBh1–3……以此类推，在 12 点钟时刻为足背一环 12 穴，记为 DZBh1–12。右足参照左足记位取穴，与左足穴位成一镜像（图 2–38）。

足背二环穴
足背一环穴

图 2–37　足背环穴

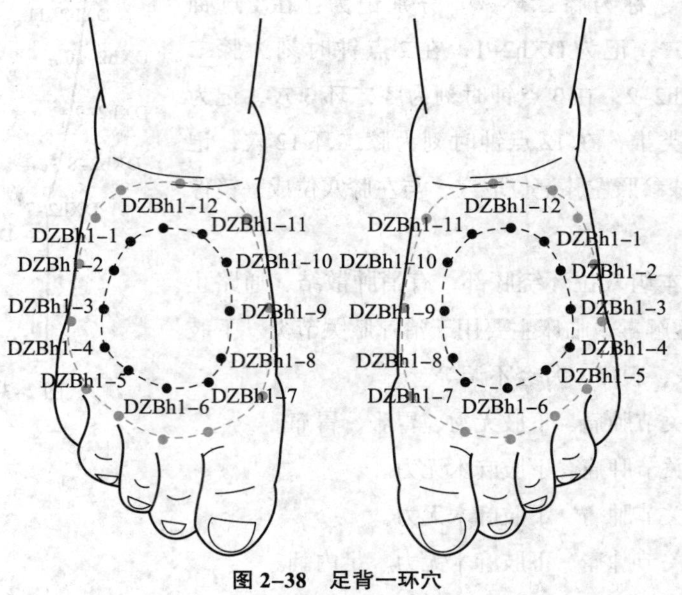

图 2–38　足背一环穴

【主治病症】壮医学认为，足部穴位敏感，刺激足部能通达“巧坞”，调节全身。本组穴位位于足背，有调畅天、地、人三部之气，通利火路、解毒补虚之功效，临床多用于治疗足背肿痛麻木、腰腿疼痛、五官疾病、谷道病、水道病等。

DZBh1–1：坐骨神经痛、足背肿痛麻木。

DZBh1–2：坐骨神经痛、足背肿痛麻木。

DZBh1–3：腰痛、坐骨神经痛、耳鸣、耳聋、足背肿痛麻木。

DZBh1–4：腰痛、坐骨神经痛、乳房疾病、足背肿痛麻木。

DZBh1–5：腰痛、偏瘫、乳房疾病、肝胆病、足背肿痛麻木。

NOTE

DZBh1-6：消化不良、腹痛腹泻、肠炎、胃炎、小腿胀痛、足背肿痛麻木。

DZBh1-7：脑血管病、高血压、青光眼、面神经麻痹、癫痫、头痛、眩晕、目赤肿痛、中风、口眼㖞斜、小儿惊风、黄疸、胁痛、呕逆、腹胀、月经不调、痛经、经闭、带下病、遗尿、癃闭、下肢痿痹、足跗肿痛。

DZBh1-8：头痛、眩晕、目赤肿痛、胁痛、脾气暴躁、消化不良、腹胀、小腹疼痛、乳痈（内侧部）、乳腺增生（内侧部）、月经不调、痛经、不孕、腰痛、坐骨神经痛、足背肿痛麻木。

DZBh1-9：足背肿痛麻木。

DZBh1-10：足背肿痛麻木、风疹、瘙痒、湿疹。

DZBh1-11：足背肿痛麻木。

DZBh1-12：下肢麻木无力、足背肿痛。

【点灸方法】每天点灸 1 次或数次。

2. 足背二环穴（DZBh2）

【穴位位置】在足背部。

【取穴方法】正坐位或仰卧位。把足背横纹中点至第二、三足趾趾蹼缘上方纹头之间分 4 等分，以足背中间点为中心，以 2 等分为半径沿足背形状做 1 个圆环。以左足为例，在左足圆环上按时钟的时刻分成 12 等分，每个时刻点为 1 个穴位，共 12 个穴位。分别记为：在 1 点钟时刻为足背二环 1 穴，记为 DZBh2-1；在 2 点钟时刻为足背二环 2 穴，记为 DZBh2-2；在 3 点钟时刻为足背二环 3 穴，记为 DZBh2-3……以此类推，在 12 点钟时刻为足背二环 12 穴，记为 DZBh2-12。右足参照左足记位取穴，与左足穴位成一镜像（图 2-39）。

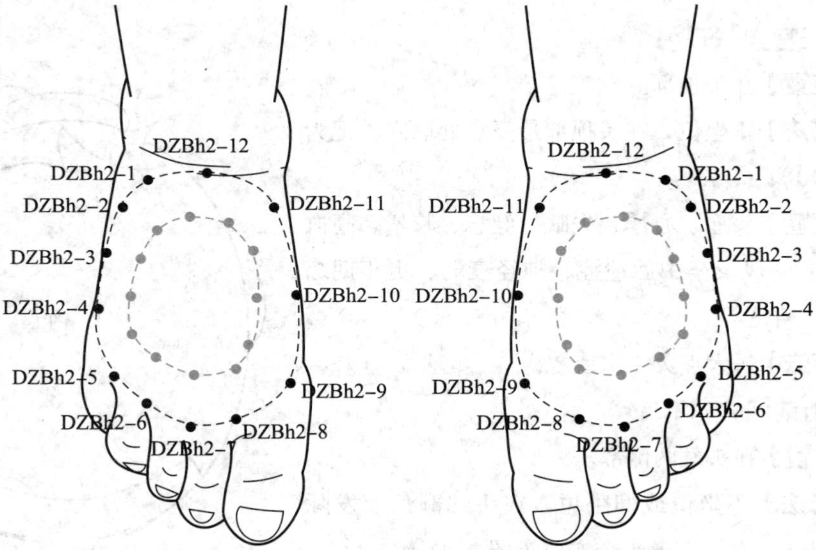

图 2-39　足背二环穴

【主治病症】本组穴位位于足背，有调畅天、地、人三部之气，通利火路、解毒补虚、开窍宁神之功效，临床多用于治疗足背肿痛麻木、腰腿疼痛、头面五官疾病、谷道病、水道病、癫狂、痫病等。

DZBh2-1：颈项痛、下肢痿痹、踝部肿痛。

NOTE

DZBh2-2：头痛、目痛、颈项痛、腰腿痛。

DZBh2-3：目痛、眩晕、颈项痛、腰腿痛。

DZBh2-4：眩晕、偏头痛、腮腺炎、颈项痛、腰腿痛、足背肿痛、足趾肿痛。

DZBh2-5：乳房疼痛（外侧部）、乳腺增生（外侧部）、消化不良、肝胆病、下肢痿痹、足背肿痛。

DZBh2-6：消化不良、腹胀、腹痛、胃痛、乳痈、牙痛、咽喉肿痛、口臭、便秘、足背肿痛麻木、足趾关节痛。

DZBh2-7：头晕、心悸、晕厥、下颌痛、关节肿痛、小腹胀痛、月经不调、子宫肌瘤、阴痒、胎衣不下、足背肿痛。

DZBh2-8：心悸、头晕、胃痛、便秘、子宫肌瘤、妇科疾病、颈肩痛、足大趾关节疼痛。

DZBh2-9：胃痛、腹痛、肠鸣泄泻、便秘、足大趾关节疼痛。

DZBh2-10：足踝肿痛、乳房胀痛（内下侧）、腰痛。

DZBh2-11：内踝关节痛、足踝肿痛。

DZBh2-12：前额痛、恶心呕吐、口舌生疮、下肢痿痹。

【点灸方法】每天点灸 1 次或数次。

第二节　壮医经验穴

一、头部经验穴

（一）天宫穴（TTg）

【穴位位置】在头顶部。

【取穴方法】正坐位，在头顶部最高点处取穴。记为 TTg（图 2-40）。

【主治病症】头痛、心悸、失眠、健忘、眩晕、高血压、低血压、中风及卒中后遗症、神经衰弱、更年期综合征、宿醉、痔疮等。

【点灸方法】每天点灸 1 次或数次。

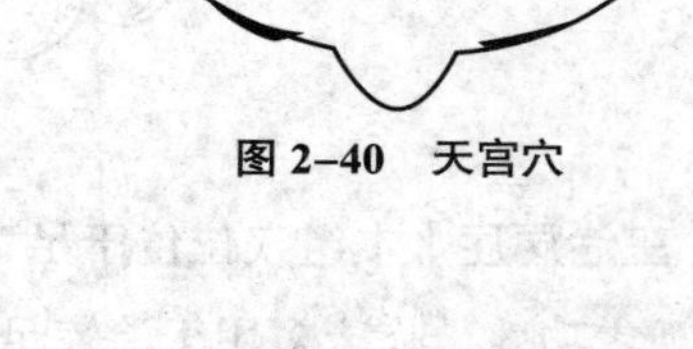

图 2-40　天宫穴

（二）山前门穴（TSqm）

【穴位位置】在头额两侧部。

【取穴方法】正坐位或仰卧位，在头部额角前发际处。记为 TSqm，左、右各 1 个穴位（图 2-41）。

【主治病症】感冒、头痛、见风流泪、视物不明、面部疾病等。

【点灸方法】每天点灸 1 次或数次。

（三）太阳穴（TTy）

【穴位位置】在头部前额两侧。

NOTE

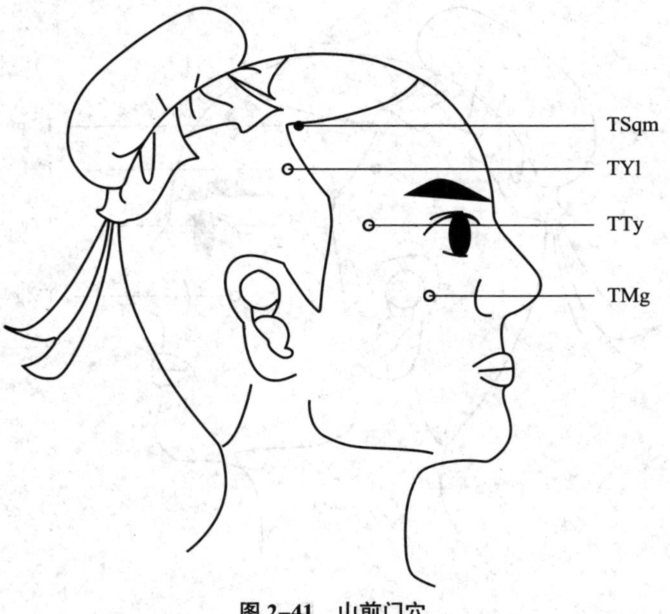

图 2-41　山前门穴

【取穴方法】正坐位或仰卧位，在前额两侧，眉梢到耳朵之间，用手触摸最凹陷处取穴。记为 TTy，左、右两侧各 1 个穴位（图 2-42）。

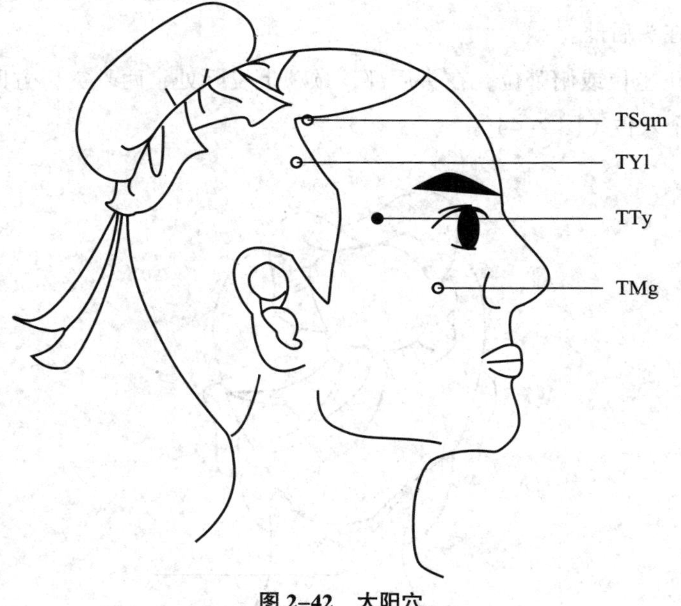

图 2-42　太阳穴

【主治病症】感冒、头痛、偏头痛、眩晕、失眠、目赤肿痛、视物不明、口眼㖞斜、牙痛、眼睛疲劳等。

【点灸方法】每天点灸 1 次或数次。

（四）月亮穴（TYl）

【穴位位置】在头部两颞侧。

【取穴方法】正坐位或仰卧位，在头部两颞侧，咬牙颞肌隆起最高处。记为 TYl，左、右各 1 个穴位（图 2-43）。

NOTE

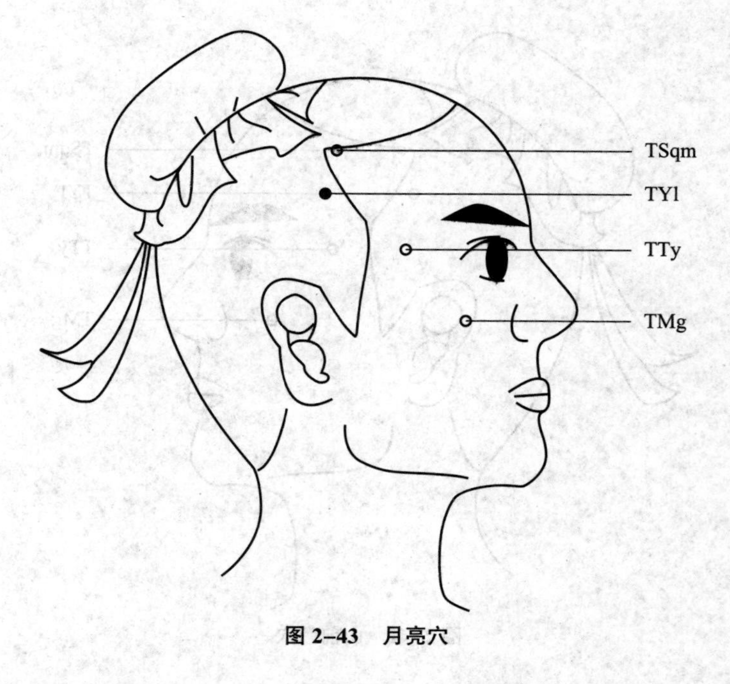

图 2-43 月亮穴

【主治病症】感冒、头痛、偏头痛、眩晕、失眠。

【点灸方法】每天点灸 1 次或数次。

（五）山脚穴（TSj）

【穴位位置】在头后部。

【取穴方法】正坐位或俯卧位，在头后部，颈项上发际处、两乳突后方凹陷处取穴。记为 TSj，左、右各 1 个穴位（图 2-44）。

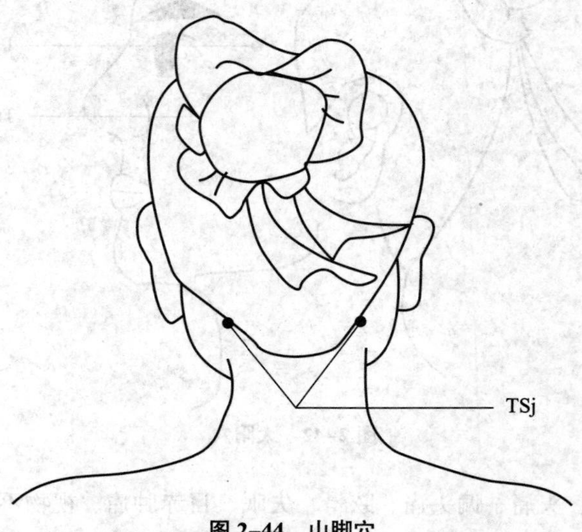

图 2-44 山脚穴

【主治病症】感冒、头痛、眩晕、目赤肿痛、中风、口眼㖞斜、瘿气、颈项强痛、落枕等。

【点灸方法】每天点灸 1 次或数次。

（六）耳峰穴（TEf）

【穴位位置】在头部，两耳耳郭的上方。

NOTE

【取穴方法】正坐位或仰卧位，在耳郭上方最高处取穴。记为 TEf，左、右耳朵各 1 个穴位（图 2–45）。

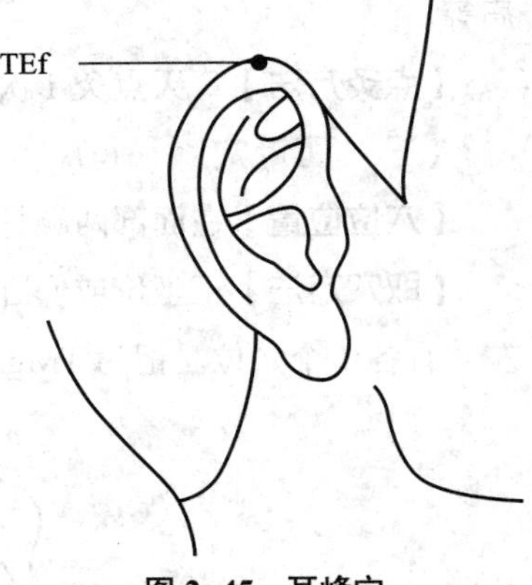

图 2–45　耳峰穴

【主治病症】头痛、偏头痛、高血压、目赤肿痛、急性结膜炎、角膜炎等。

【点灸方法】每天点灸 1 次或数次。

二、面部经验穴

（一）安眠三穴（TAms）

【穴位位置】在面部眉毛内侧端。

【取穴方法】正坐位或仰卧位，在前额部，沿眉毛内侧端边缘上、中、下各取 1 个穴位，共 3 个穴位。记为 TAms

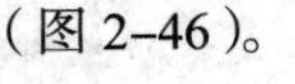
（图 2–46）。

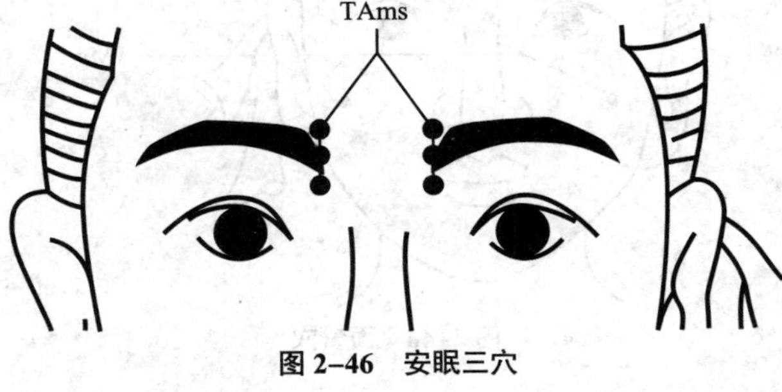

图 2–46　安眠三穴

【主治病症】失眠、心悸、脾气急躁等。

【点灸方法】每天点灸 1 次或数次。

（二）眉心穴（TMx）

【穴位位置】在面部眉毛内侧端。

【取穴方法】正坐位或仰卧位，在前额部，两眉头连线中点取 1 个穴位。记为 TMx（图 2–47）。

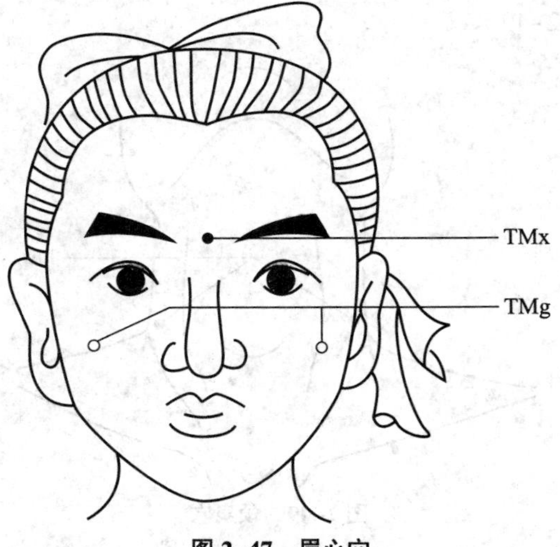

图 2–47　眉心穴

【主治病症】感冒、头痛、前头痛、头晕、失眠、三叉神经痛、高血压、鼻炎、眼部疾

NOTE

病等。

【点灸方法】每天点灸 1 次或数次。

（三）面骨穴（TMg）

【穴位位置】在面部两颧骨部。

【取穴方法】正坐位或仰卧位，在面部颧骨最高点正下方，压之有胀痛感部位取 1 个穴位，左、右各 1 个穴位。记为 TMg（图 2–48）。

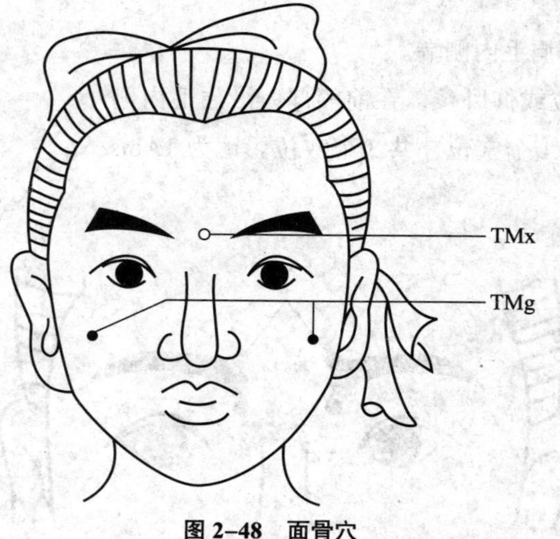

图 2–48　面骨穴

【主治病症】面神经麻痹、齿痛、鼻炎、腰痛、肾炎、肾结石等。

【点灸方法】每天点灸 1 次或数次。

三、颈项部经验穴

颈泉穴（TJq）

【穴位位置】在颈外侧部。

【取穴方法】正坐位，头微仰，在颈外侧部喉结最高点旁开 4 横指处取穴，左、右两侧各 1 个穴位。记为 TJq（图 2–49）。

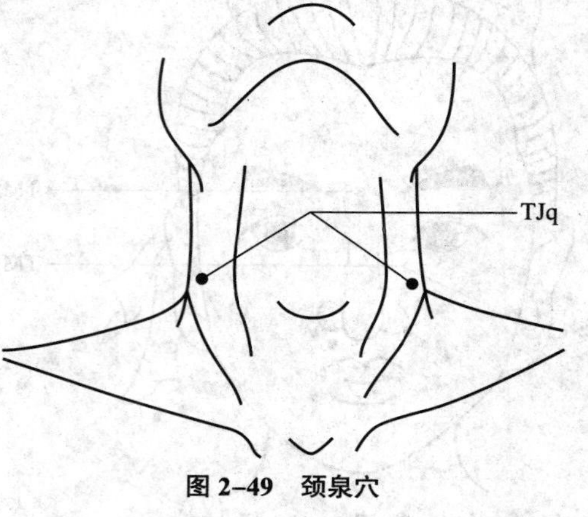

图 2–49　颈泉穴

【主治病症】咽喉肿痛、瘰疬、梅核气。

【点灸方法】每天点灸 1 次或数次。

NOTE

四、手部经验穴

（一）肩中穴（TJz）

【穴位位置】在上臂部。

【取穴方法】正坐位，在肩部肩峰前下方凹陷处与三角肌止点处连线中点取穴，左、右臂各 1 个穴位。记为 TJz（图 2–50）。

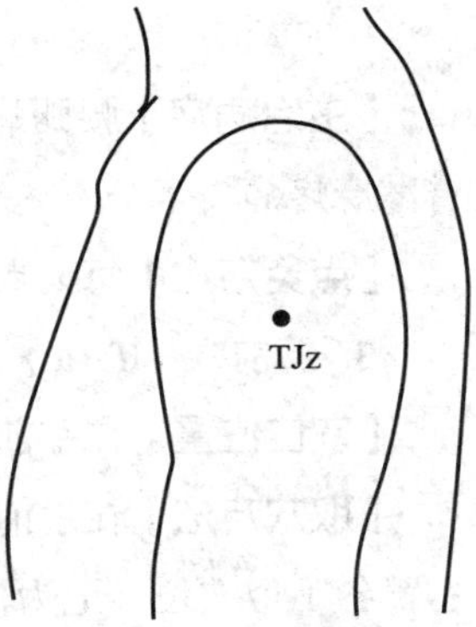

【主治病症】心悸、心动过速、痛风、痹病、膝关节炎、膝扭伤、肩痛、肩周炎、鼻出血、手臂酸麻疼痛、半身不遂、颈项皮肤病及臂部皮肤病等。

【点灸方法】每天点灸 1 次或数次。

图 2–50　肩中穴

（二）臂三穴（TBSx）

在手前臂背面桡侧，肘横纹至腕横纹之间的中点，选取 1 个穴位，这是臂中穴；然后，腕横纹至臂中穴的中点，选取 1 个穴位，这是臂前穴；再由臂中穴至肘横纹的中点选取 1 个穴位，这是臂上穴（图 2–51）。

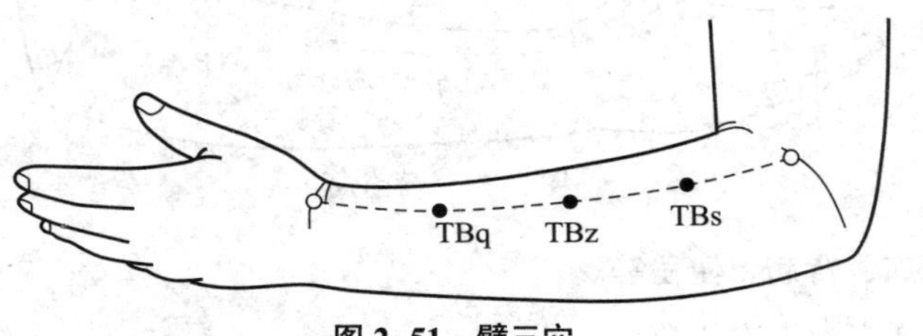

图 2–51　臂三穴

1. 臂上穴（TBs）

【穴位位置】在手前臂背侧。

【取穴方法】在手前臂背面桡侧，由臂中穴至肘横纹的中点选取 1 个穴位，即是臂上穴，左、右臂各 1 个穴位。记为 TBs（图 2–52）。

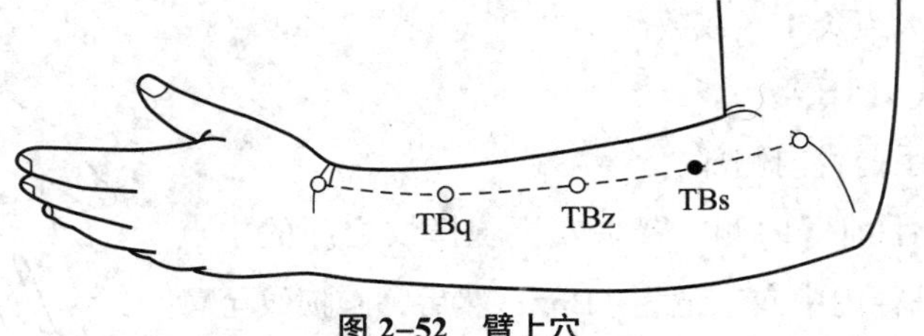

图 2–52　臂上穴

【主治病症】腰腿痛、胸胁胀痛、腹痛、肠鸣泄泻、手臂酸麻疼痛、半身不遂。

【点灸方法】每天点灸 1 次或数次。

2. 臂中穴（TBz）

【穴位位置】在手前臂背侧。

【取穴方法】在手前臂背面桡侧，肘横纹至腕横纹之间的中点选取 1 个穴位，即是臂中穴，左、右臂各 1 个穴位。记为 TBz（图 2–53）。

NOTE

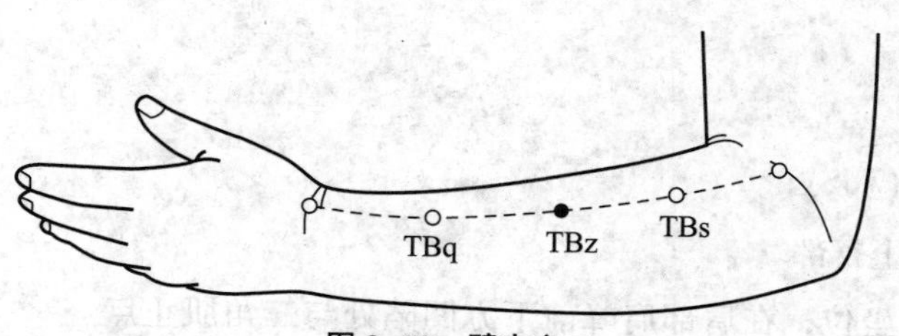

图 2-53 臂中穴

【主治病症】腰腿痛、胸胁胀痛、下腹疼痛、月经不调、赤白带下、小便不利、便秘、手臂酸麻疼痛、半身不遂等。

【点灸方法】每天点灸 1 次或数次。

3. 臂前穴（TBq）

【穴位位置】在手前臂背侧。

【取穴方法】在手前臂背面桡侧，腕横纹至臂中穴的中点选取 1 个穴位，即是臂前穴，左、右臂各 1 个穴位。记为 TBq（图 2-54）。

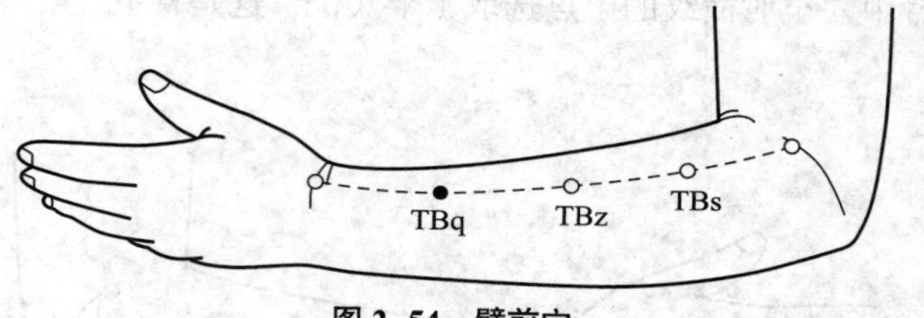

图 2-54 臂前穴

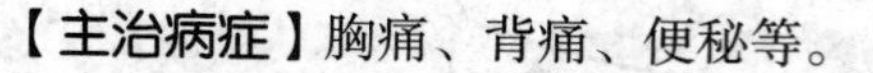

【主治病症】胸痛、背痛、便秘等。

【点灸方法】每天点灸 1 次或数次。

（三）臂平穴（TBp）

【穴位位置】在手前臂内侧部。

【取穴方法】在手前臂内侧肘横纹至腕横纹之间的中点取穴，称为臂平穴，左、右臂各 1 个穴位。记为 TBp（图 2-55）。

【主治病症】手臂疼痛麻木、手掌麻木疼痛、心痛、心悸等。

【点灸方法】每天点灸 1 次或数次。

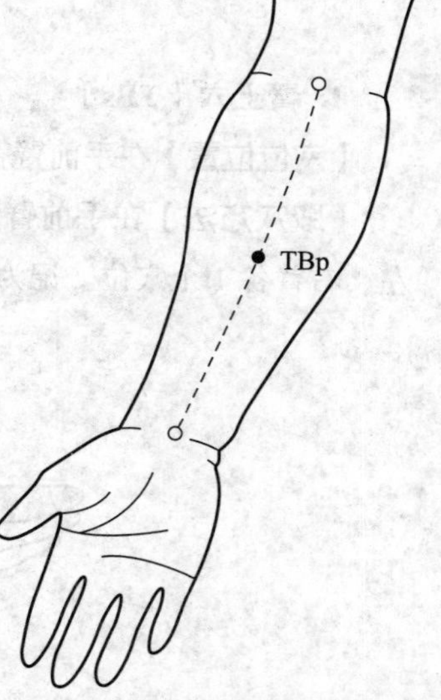

图 2-55 臂平穴

（四）臂内三穴（TBNSx）

【穴位位置】在手前臂内侧部。

【取穴方法】在手前臂内侧，臂平穴至腕横纹之间的中点选取 1 个穴位，这是臂内中穴，记为 TBnz；然后，腕横纹至臂内中穴的中点选取 1 个穴位，这是臂内前穴，记为 TBnq；由臂平穴至臂内中穴的中点选取 1 个穴位，这是臂内后穴，记为 TBnh。此三穴合为臂内三穴（图 2-56）。

1. 臂内中穴（TBnz）

【穴位位置】在手前臂内侧部。

【取穴方法】在手前臂内侧，臂平穴至腕横纹之间的中点选取 1 个穴位，这是臂内中穴，左、右臂各 1 个穴位。记为 TBnz（图 2-57）。

NOTE

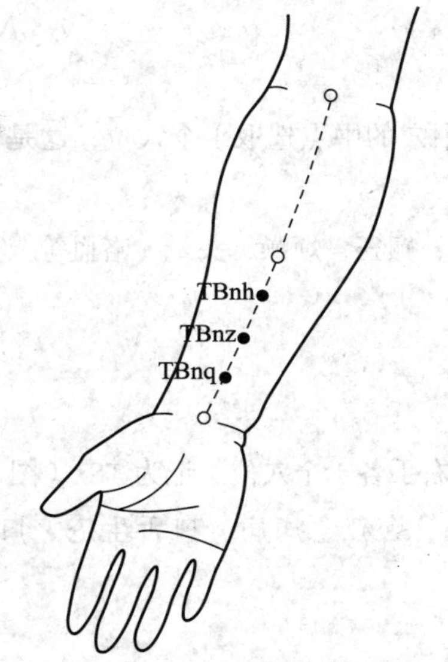

图 2-56　臂内三穴

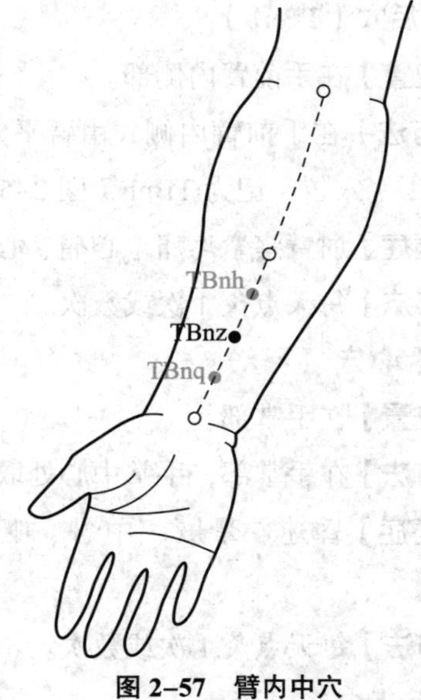

图 2-57　臂内中穴

【主治病症】心痛、心悸、心肌梗死、胸闷、癫狂、烦躁、热病、手臂痉挛疼痛、胃脘痛等。

【点灸方法】每天点灸 1 次或数次。

2. 臂内前穴（TBnq）

【穴位位置】在手前臂内侧部。

【取穴方法】在手前臂内侧，腕横纹至臂内中穴的中点选取 1 个穴位，这是臂内前穴，左、右臂各 1 个穴位。记为 TBnq（图 2-58）。

【主治病症】心悸、真心痛、心肌梗死、胸闷、胸痛、癫狂、眩晕、中风、偏瘫、失眠、胃脘痛、呕吐、呃逆、郁病、热病等。

【点灸方法】每天点灸 1 次或数次。

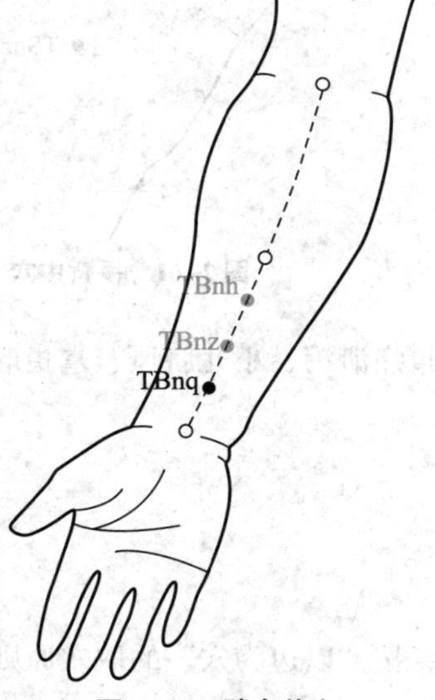

图 2-58　臂内前穴

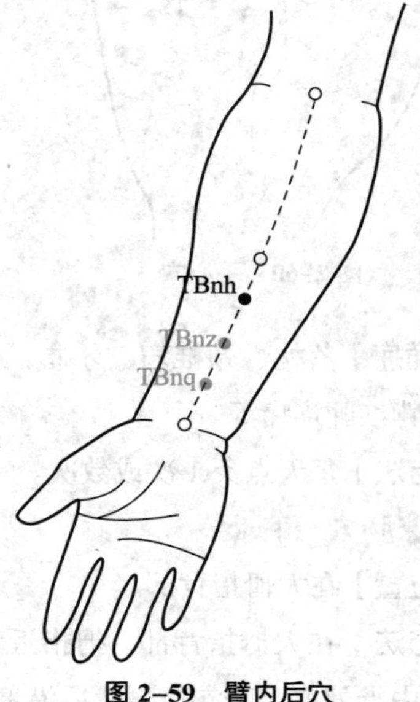

图 2-59　臂内后穴

NOTE

3. 臂内后穴（TBnh）

【穴位位置】在手前臂内侧部。

【取穴方法】在手前臂内侧，由臂平穴至臂内中穴的中点选取1个穴位，这是臂内后穴，左、右臂各1个穴位。记为TBnh（图2-59）。

【主治病症】肘臂痉挛疼痛、心痛、心悸、胸痛、癫狂、烦躁、头晕、咯血等。

【点灸方法】每天点灸1次或数次。

（五）手心穴（TSx）

【穴位位置】在手掌部。

【取穴方法】在手掌部，手掌中心处取穴，左、右手各1个穴位。记为TSx（图2-60）。

【主治病症】昏迷、晕厥、中暑、呕吐、心痛、癫狂、痫病、口舌生疮、口臭、鹅掌风等。

【点灸方法】每天点灸1次或数次。

（六）手背中穴（TSbz）

【穴位位置】在手背部。

【取穴方法】在手背部，手背中心点，约第二、三掌骨之间取穴，为手背中穴，左、右手各1个穴位。记为TSbz（图2-61）。

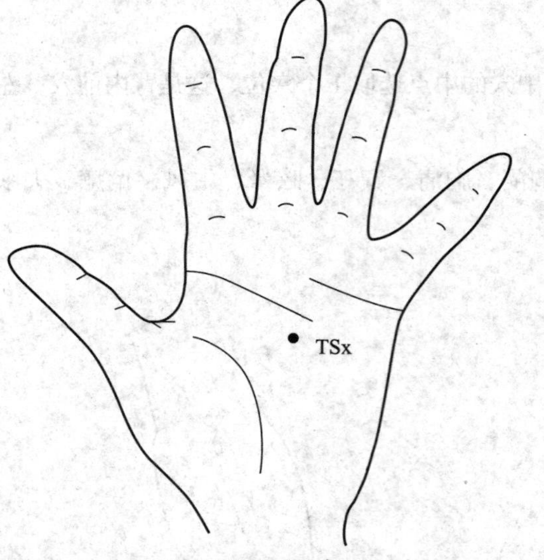

图2-60　手心穴

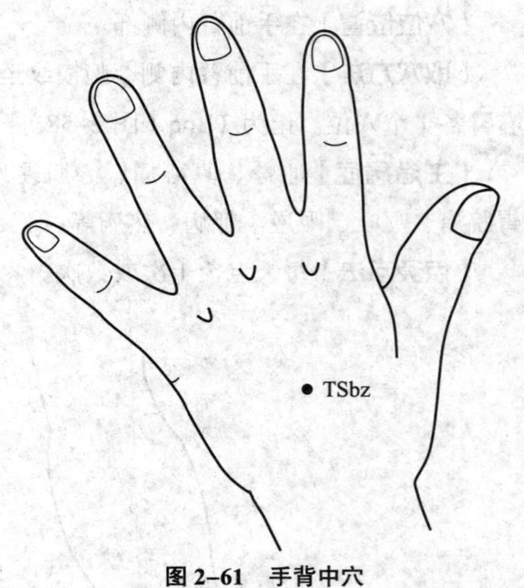

图2-61　手背中穴

【主治病症】落枕、颈椎病、牙痛、五谷不消、腹痛泄泻、小儿脐风、掌指麻痹、五指不能屈伸、手背红肿疼痛等。

【点灸方法】每天点灸1次或数次。

（七）咪肠穴（TMc）

【穴位位置】在大拇指背部。

【取穴方法】在大拇指背部，拇指近节指骨尺侧，按“以边为穴”的取穴原则，紧靠拇指近节指骨的中点处取1个穴位，然后沿着近节指骨边上下各旁开0.5寸取1个穴位，共3个穴位，称为咪肠穴，左、右手各3个穴位。记为TMc（图2-62）。

NOTE

【主治病症】妇科杂病、月经不调、不孕等。

【点灸方法】每天点灸 1 次或数次。

（八）拇子穴（TMz）

【穴位位置】在大拇指背部。

【取穴方法】在大拇指背部，拇指近节指骨桡侧，按“以边为穴”的取穴原则，紧靠拇指近节指骨的中点处取 1 个穴位，然后沿着近节指骨边上下各旁开 0.5 寸取 1 个穴位，共 3 个穴位，称为拇子穴，左、右手各 3 个穴位。记为 TMz（图 2–63）。

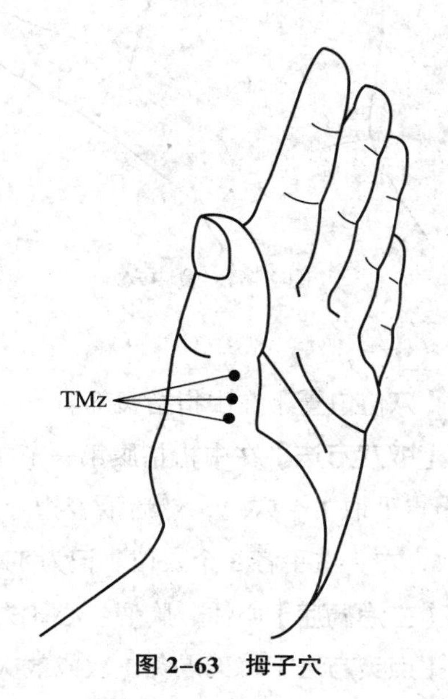

图 2–62　咪肠穴　　图 2–63　拇子穴

【主治病症】脾胃病、胃痛。

【点灸方法】每天点灸 1 次或数次。

（九）食中穴（TSz）

【穴位位置】在食指背部。

【取穴方法】在食指背部，食指近节指骨尺侧，按“以边为穴”的取穴原则，紧靠食指指背第二节指骨尺侧的中点处取 1 个穴位，然后沿着指骨边上下各旁开 0.5 寸取 1 个穴位，共 3 个穴位，称为食中穴，左、右手各 3 个穴位。记为 TSz（图 2–64）。

【主治病症】肋间神经痛、胸膜炎、鼻炎、耳鸣、中耳炎、颜面黑斑、皮肤病等。

【点灸方法】每天点灸 1 次或数次。

（十）咪叠穴（TMd）

【穴位位置】在食指指腹部。

【取穴方法】在食指指腹部第一节指骨尺侧，按“以边为穴”的取穴原则，紧靠第一节指骨的中点处取 1 个穴位，然后沿着指骨边上下各旁开 0.5 寸取 1 个穴位，共 3 个穴位，称为咪叠穴，左、右手各 3 个穴位。记为 TMd（图 2–65）。

【主治病症】肝火上亢引起的头晕、面红目赤、眼睛干涩、胁肋胀痛、烦躁易怒、口苦、口臭、失眠、月经不调、手足皮肤皲裂等。

【点灸方法】每天点灸 1 次或数次。

NOTE

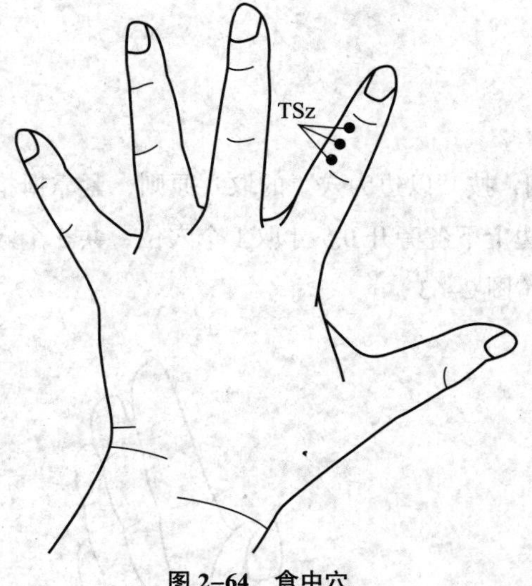

图 2-64　食中穴

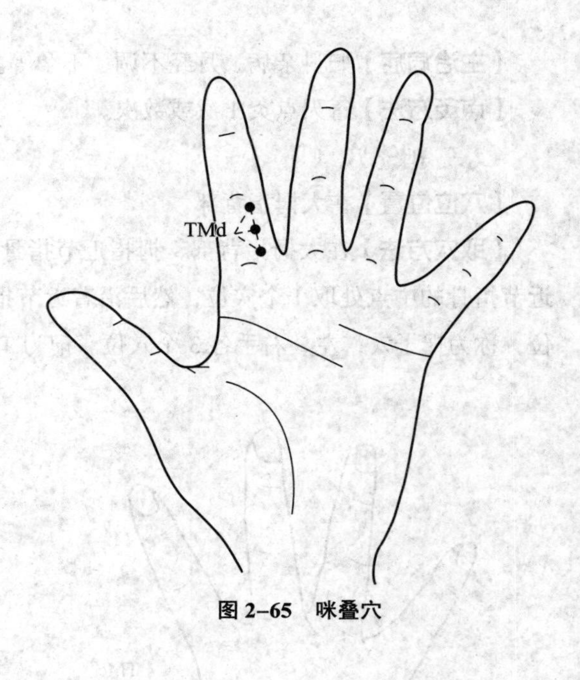

图 2-65　咪叠穴

（十一）咪心头穴（TMxt）

【穴位位置】在中指指腹部。

【取穴方法】在中指指腹第一节指骨尺侧，按“以边为穴”的取穴原则，紧靠第一节指骨的中点处取 1 个穴位，然后沿着指骨边上下各旁开 0.5 寸取 1 个穴位，共 3 个穴位，称为咪心头穴，左、右手各 3 个穴位。记为 TMxt（图 2-66）。

【主治病症】心悸、胸痹、心律失常、冠心病、风湿性心脏病等。

【点灸方法】每天点灸 1 次或数次。

（十二）花肠穴（THc）

【穴位位置】在无名指指腹部。

【取穴方法】在无名指指腹部第二节指骨尺侧，按“以边为穴”的取穴原则，紧靠第二节指骨的中点处取穴，称为花肠穴，左、右手各 1 个穴位。记为 THc（图 2-67）。

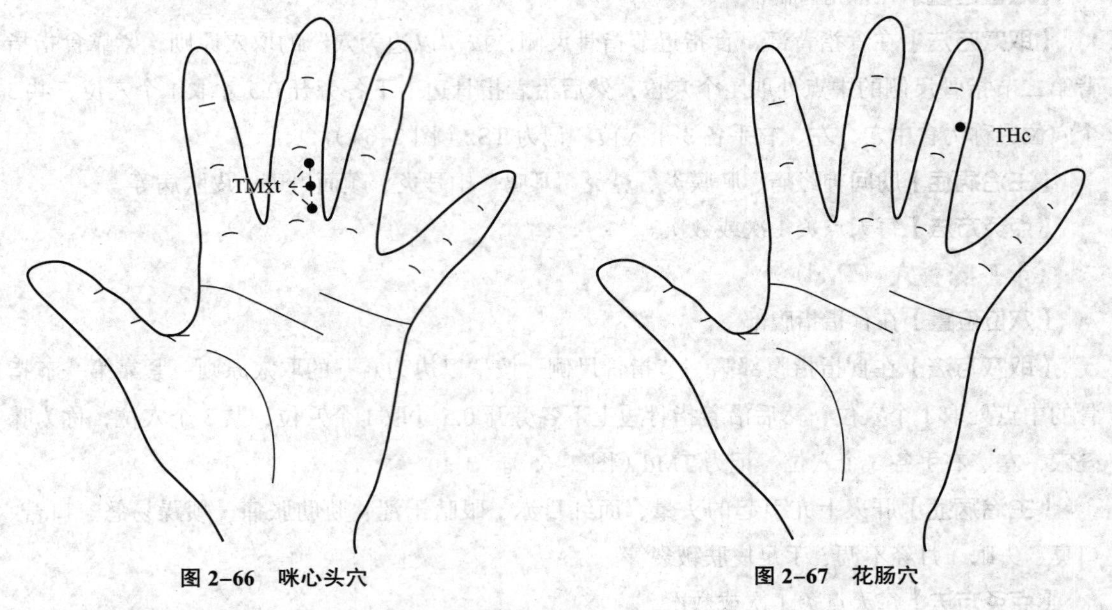

图 2-66　咪心头穴　　图 2-67　花肠穴

【主治病症】月经病、胞宫病痛、胎产疾病、不孕等。

NOTE

【点灸方法】每天点灸 1 次或数次。

（十三）猫爪尖穴（TMzj）

【穴位位置】在十指指腹部。

【取穴方法】在十指的最高点，即指尖末梢取穴。记为 TMzj（图 2-68）。

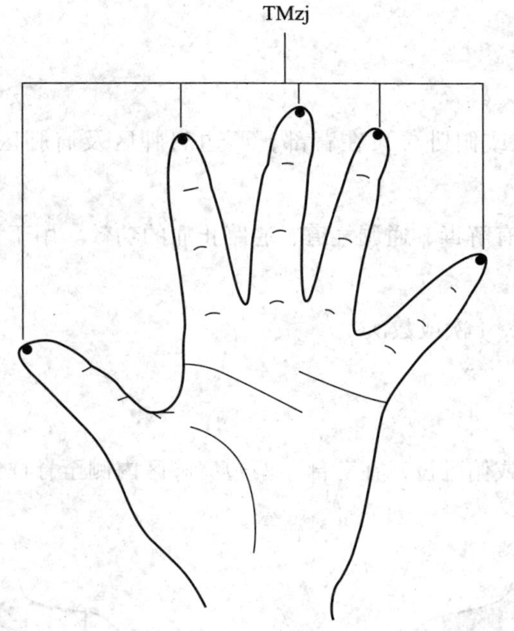

图 2-68　猫爪尖穴

【主治病症】中风、昏迷、晕厥、中暑、呕吐、心痛、癫狂、痫病、口舌生疮、口臭、手麻等。

【点灸方法】每天点灸 1 次或数次。

五、胸部经验穴

胸十四穴（RXss）

【穴位位置】在胸部。

【取穴方法】正坐位或仰卧位，在胸部沿第二肋上、下缘凹陷处的内侧、中点、外侧各取 1 个穴位，胸骨上平胸骨角上下缘中点处各取 1 个穴位，共 14 个穴位，这 14 个穴位合称胸十四穴。记为 RXss（图 2-69）。

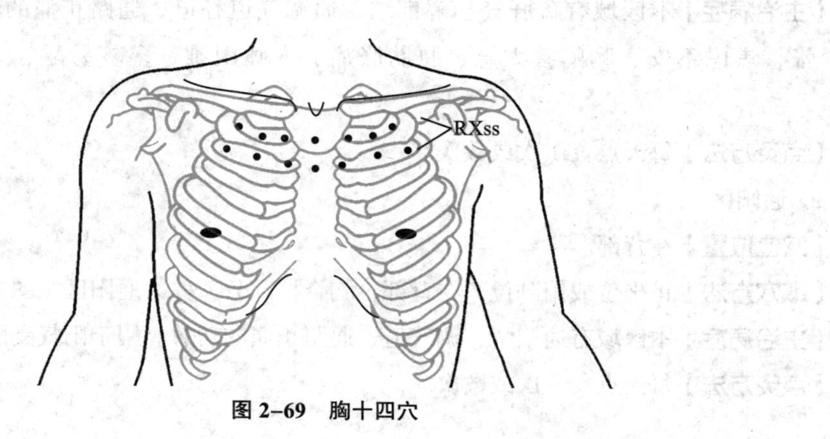

图 2-69　胸十四穴

【主治病症】痧病、感冒、外感重症等。

【点灸方法】每天点灸 1 次或数次。

六、背部经验穴

（一）背三区

1. 解毒区

【穴位位置】在背部。

【取穴方法】正坐位或俯卧位，在背部，两边肩胛区及肩胛区外侧部分，称为解毒区（图 2–70）。

【主治病症】本区域有解毒、通调气道、通路止痛的功效。用于治疗感冒及各种原因引起的发热。

【点灸方法】每天点灸 1 次或数次。

2. 减压区

【穴位位置】在背部。

【取穴方法】正坐位或俯卧位，在背部，两边肩胛区内侧至脊柱部分，即背脊肌部分，称为减压区（图 2–71）。

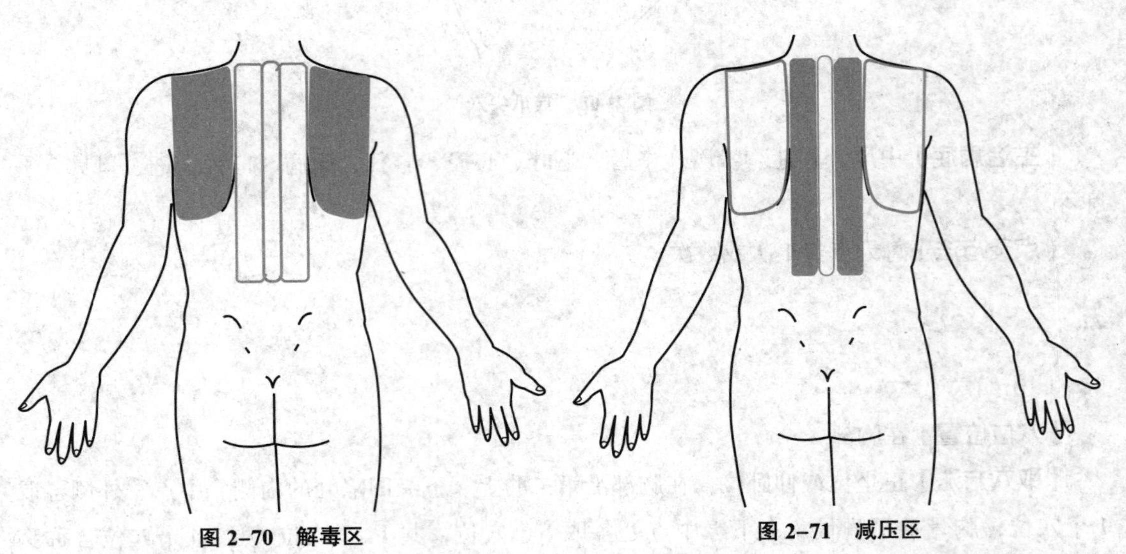

图 2–70　解毒区　　图 2–71　减压区

【主治病症】本区域有疏肝气、解郁结、通调气道谷道、通路止痛的功效。用于治疗情绪紧张、焦虑不安、胸闷善太息、胁肋胀痛、入睡困难、多梦易醒、急躁易怒、疲倦乏力等。

【点灸方法】每天点灸 1 次或数次。

3. 通阳区

【穴位位置】在背部。

【取穴方法】正坐位或俯卧位，在背部，胸脊柱部分，称为通阳区（图 2–72）。

【主治病症】本区域有通阳气、调气道、通路止痛的功效。用于阳气受阻的各种病症。

【点灸方法】每天点灸 1 次或数次。

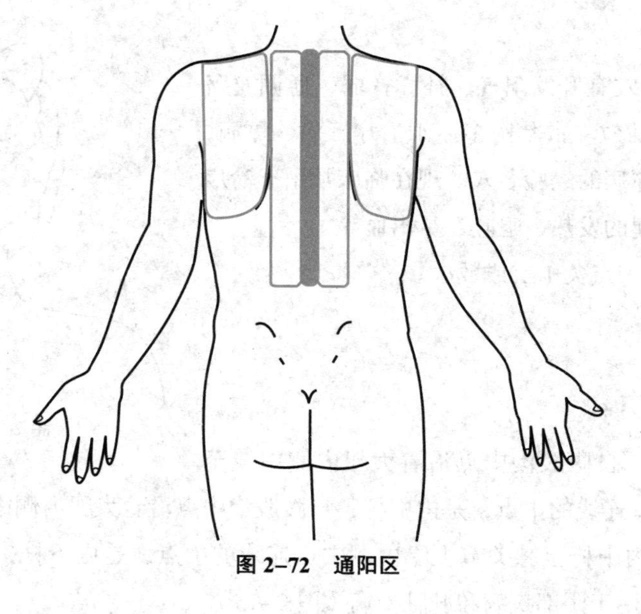

图 2–72　通阳区

（二）背部经验穴

1. 背八穴（RBb）

【穴位位置】在背部。

【取穴方法】正坐位，将风门至大肠俞的连线平均分为 5 等分，等分点处的 4 点即为穴位，每边 4 个穴位，共 8 个穴位，称为背八穴。记为 RBb（图 2–73）。

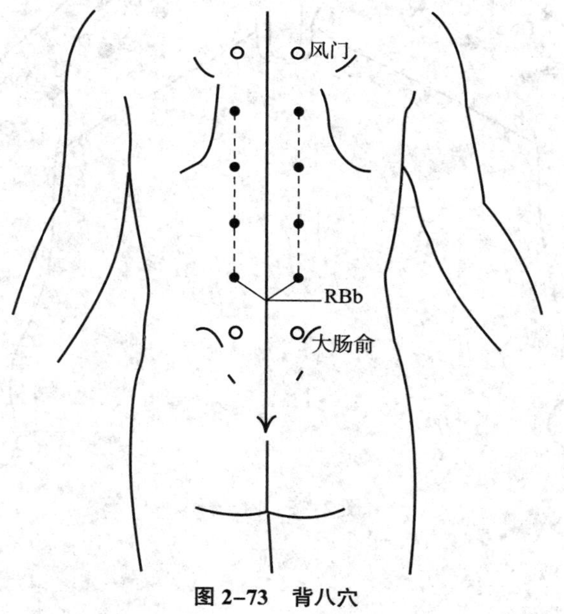

图 2–73　背八穴

【主治病症】本穴有通调气道、通路散结止痛的功效。用于治疗感冒及各种原因引起的发热。

【点灸方法】每天点灸 1 次或数次。

2. 背顶穴（RBd）

【穴位位置】在颈背部。

【取穴方法】正坐位，低头，在颈部下端，第七颈椎棘突部最高点取穴，称为背顶穴。记

NOTE

为 RBd（图 2–74）。

【主治病症】本穴有升发阳气、补虚扶弱、通调龙路火路、解热止痛的功效。古壮医多用于治疗痧病、瘴病，是壮医治疗痧病和瘴病的经验名穴。现在临床常用于治疗感冒及各种原因引起的发热、呕吐、鼻出血等。

【点灸方法】每天点灸 1 次或数次。

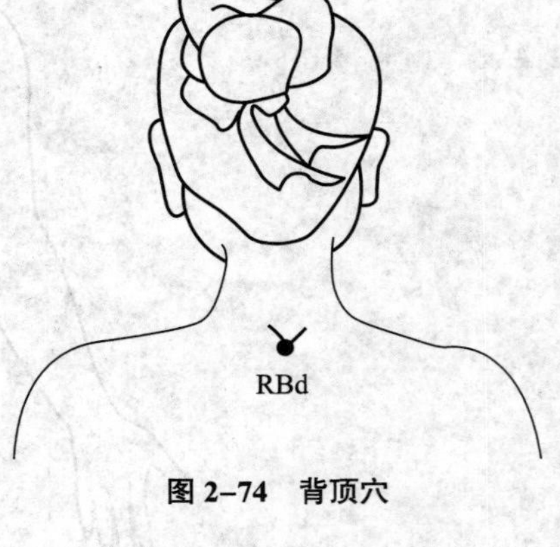

图 2–74 背顶穴

七、腿部经验穴

（一）内三杆（DNSg）

在大腿内侧部，自腹股沟中点沿着大腿内侧中线至膝关节上缘内侧中点连线的中点，是内中杆；自腹股沟中点沿着大腿内侧中线至内中杆连线的中点，是内上杆；内中杆至膝关节上缘内侧中点连线的中点，是内下杆，合称内三杆，记为 DNSg。内三杆主要用于阴部疾病和肝脏疾病（图 2–75）。

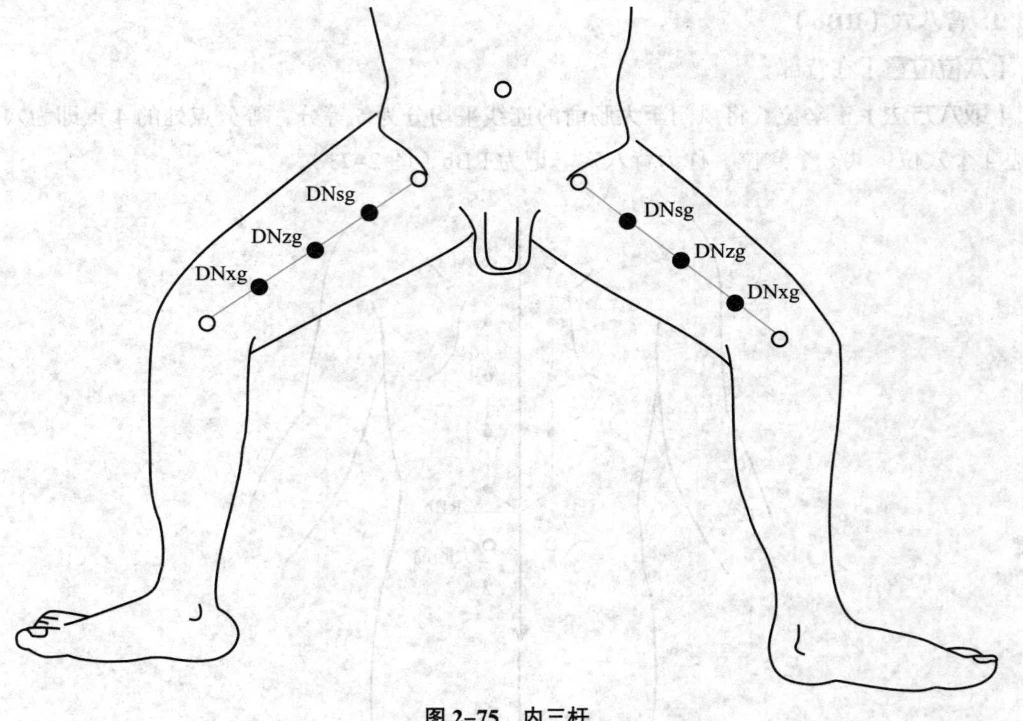

图 2–75 内三杆

1. 内中杆（DNzg）

【穴位位置】在大腿部。

【取穴方法】在大腿部，自腹股沟中点沿着大腿内侧中线至膝关节上缘内侧中点连线的中点，是内中杆，左、右腿各 1 个穴位。记为 DNzg（图 2–76）。

【主治病症】阴部疾病、内侧大腿肌肉抽痛、胁肋痛、月经不调等。

【点灸方法】每天点灸 1 次或数次。

2. 内上杆（DNsg）

【穴位位置】在大腿部。

NOTE

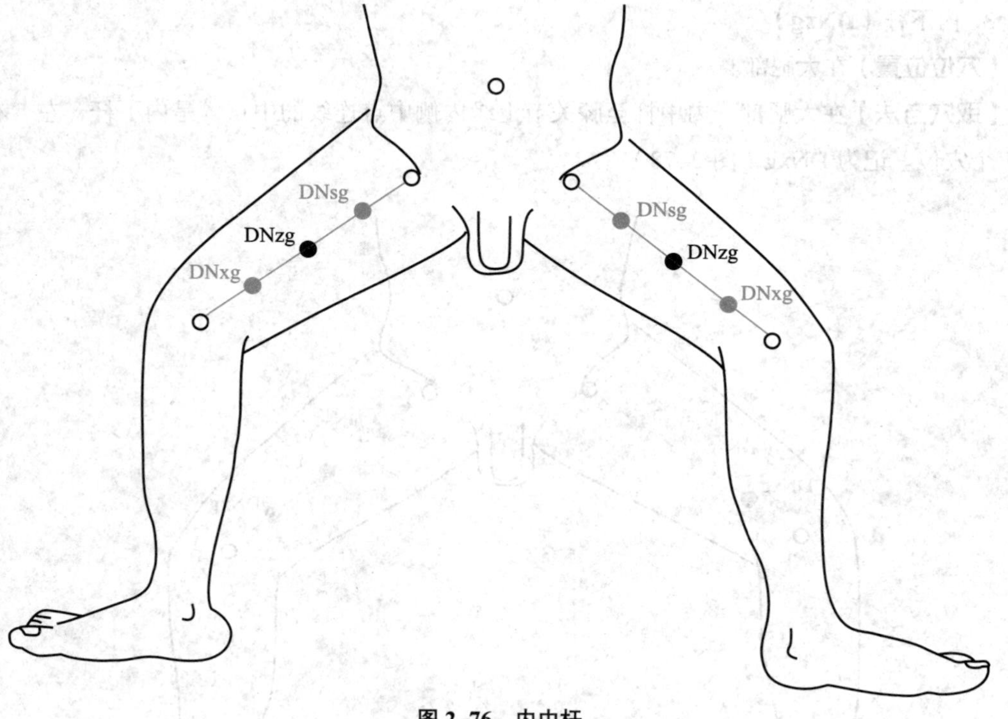

图 2-76 内中杆

【取穴方法】在大腿部，自腹股沟中点沿着大腿内侧中线至内中杆连线的中点，是内上杆，左、右腿各 1 个穴位。记为 DNsg（图 2-77）。

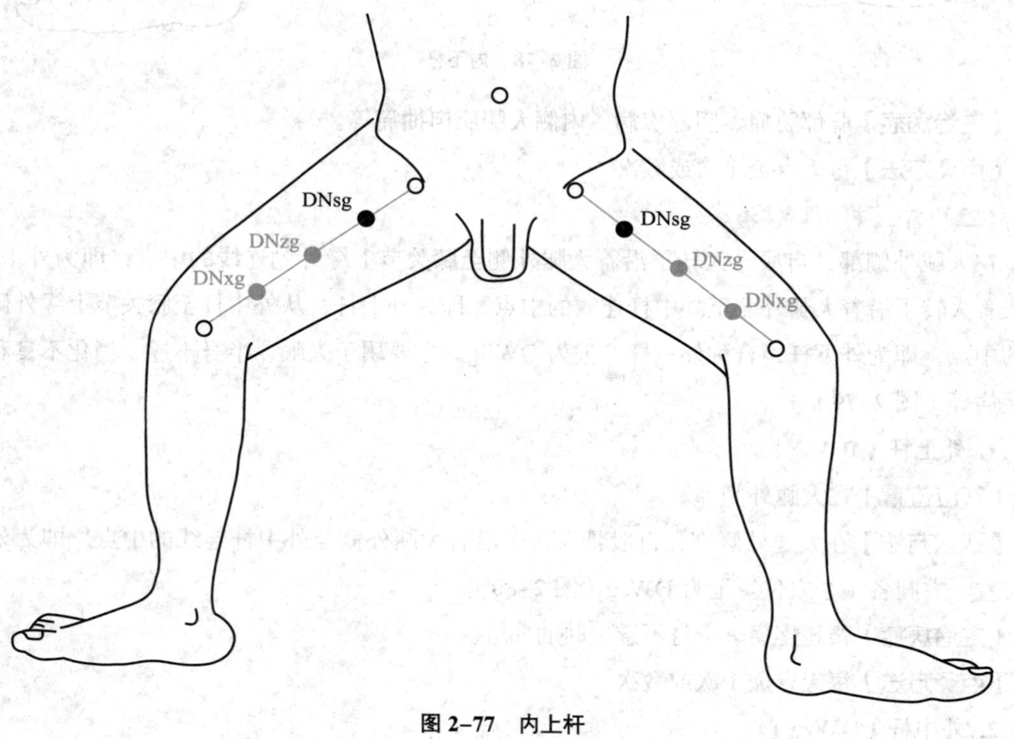

图 2-77 内上杆

【主治病症】阴部疾病、内侧大腿肌肉抽痛、月经病。

【点灸方法】每天点灸 1 次或数次。

NOTE

3. 内下杆（DNxg）

【穴位位置】在大腿部。

【取穴方法】在大腿部，内中杆至膝关节上缘内侧中点连线的中点，是内下杆，左、右腿各1个穴位。记为DNxg（图2–78）。

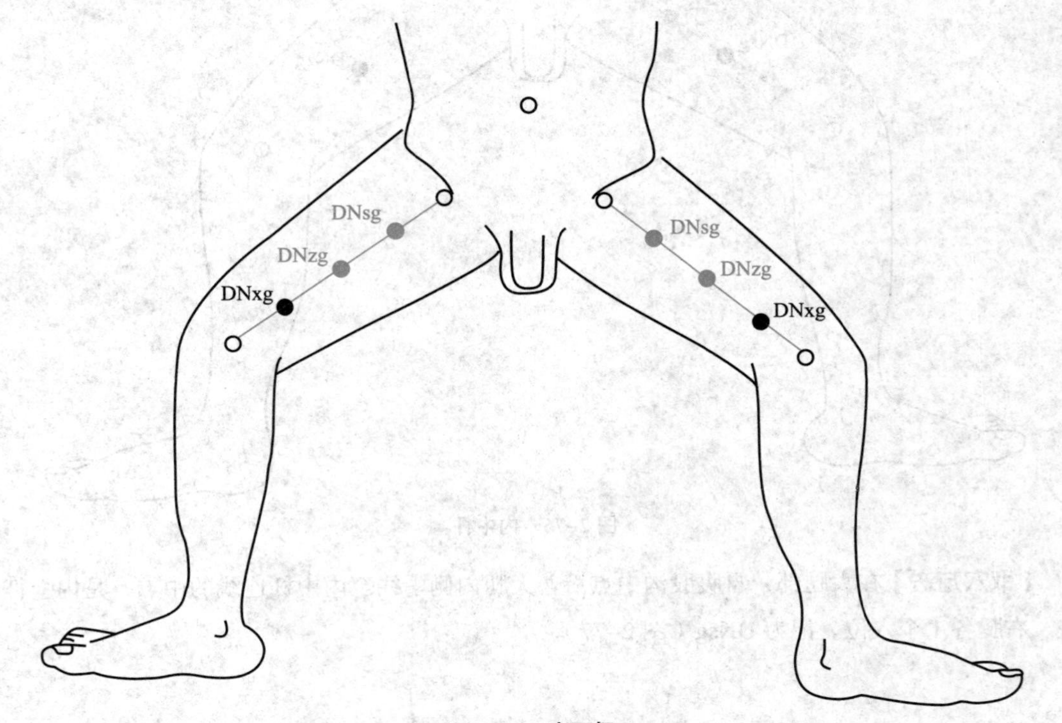

图2–78 内下杆

【主治病症】肝郁胁痛、阴部疾病、内侧大腿肌肉抽痛等。

【点灸方法】每天点灸1次或数次。

（二）外三杆（DWSg）

在大腿外侧部，自股骨大转子沿着大腿外侧至膝关节上缘外侧连线的中点，即为外中杆；自股骨大转子沿着大腿外侧至外中杆连线的中点，即为外上杆；从外中杆至膝关节上缘外侧连线的中点，即为外下杆，合称外三杆，记为DWSg。主要用于失眠、半身不遂、消化不良和肝胆疾病等（图2–79）。

1. 外上杆（DWsg）

【穴位位置】在大腿外侧部。

【取穴方法】在大腿外侧部，自股骨大转子沿着大腿外侧至外中杆连线的中点，即为外上杆，左、右腿各1个穴位。记为DWsg（图2–80）。

【主治病症】腰腿疼痛、半身不遂、胁肋痛等。

【点灸方法】每天点灸1次或数次。

2. 外中杆（DWzg）

【穴位位置】在大腿外侧部。

【取穴方法】在大腿外侧部，自股骨大转子沿着大腿外侧至膝关节上缘外侧连线的中点，即为外中杆，左、右腿各1个穴位。记为DWzg（图2–81）。

NOTE

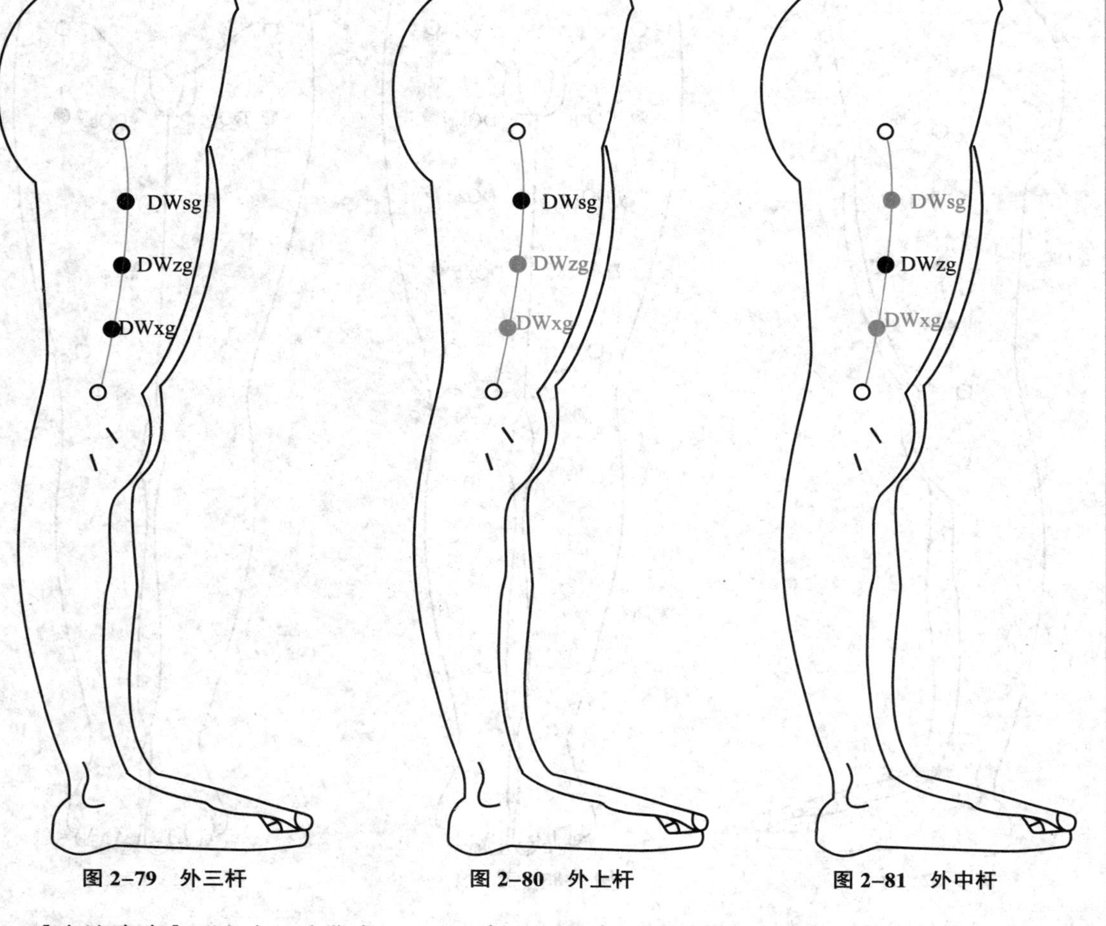

图 2-79　外三杆　　图 2-80　外上杆　　图 2-81　外中杆

【主治病症】颈肩痛、胸背痛、口眼㖞斜、腰腿痛、风湿痹痛、半身不遂等。

【点灸方法】每天点灸 1 次或数次。

3. 外下杆（DWxg）

【穴位位置】在大腿外侧部。

【取穴方法】在大腿外侧部，从外中杆至膝关节上缘外侧连线的中点，即为外下杆，左、右腿各 1 个穴位。记为 DWxg（图 2-82）。

【主治病症】面部麻痹、面肌痉挛、口眼㖞斜等。

【点灸方法】每天点灸 1 次或数次。

（三）前三杆（DQSg）

在大腿前部，自腹股沟中点至髌骨最高点连线的中点是前中杆，自腹股沟中点至前中杆连线的中点是前上杆，自前中杆至髌骨最高点连线的中点是前下杆，合称为前三杆，记为 DQSg。主要用于治疗“咪钵”（肺）的病症，对胸痛、胁肋痛、背痛、乳房痛、鼻炎、目疾、甲状腺肿大、痤疮等有良效；前三杆同时使用，可以治疗下肢扭伤等（图 2-83）。

1. 前上杆（DQsg）

【穴位位置】在大腿部。

【取穴方法】在大腿前部，自腹股沟中点至前中杆连线的中点是前上杆，左、右腿各 1 个穴位。记为 DQsg（图 2-84）。

NOTE

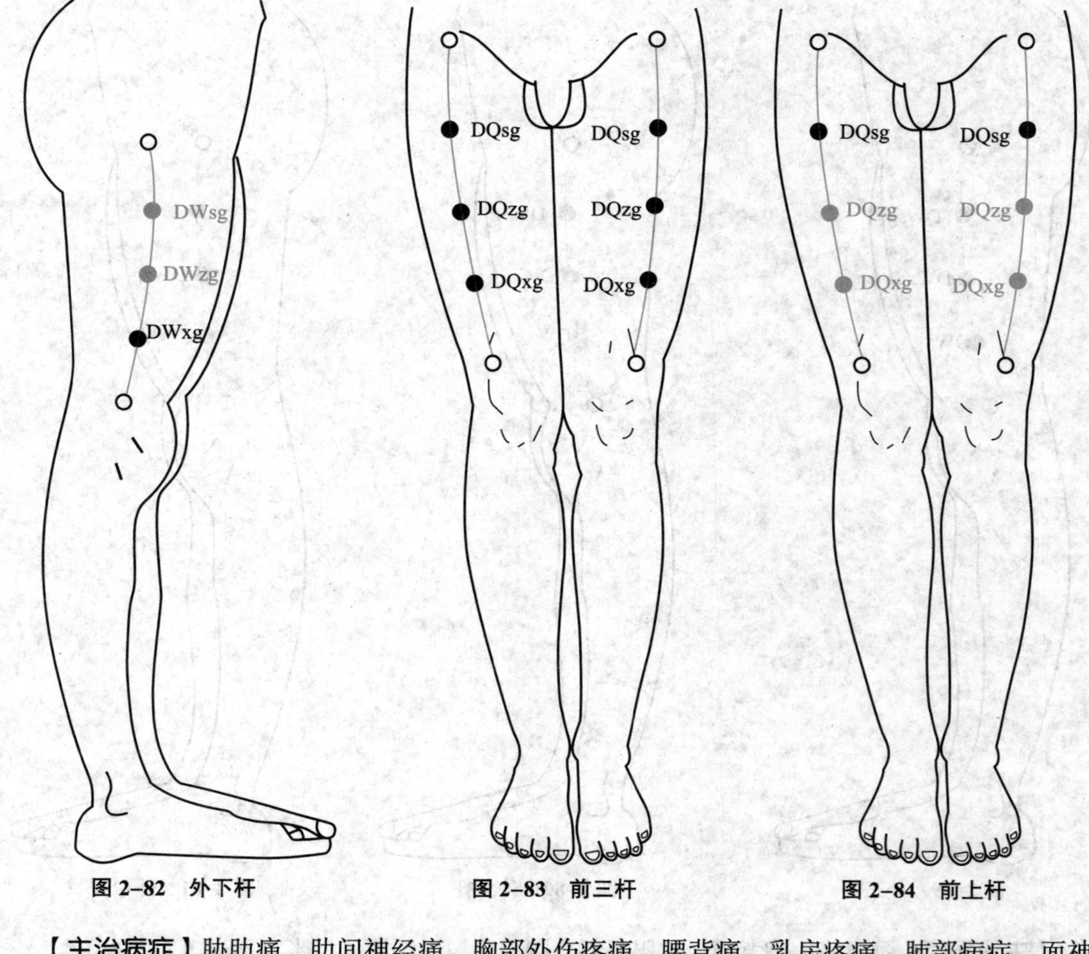

图 2-82 外下杆　　图 2-83 前三杆　　图 2-84 前上杆

【主治病症】胁肋痛、肋间神经痛、胸部外伤疼痛、腰背痛、乳房疼痛、肺部病症、面神经麻痹、鼻炎、耳鸣、耳聋、皮肤疾病、下肢扭伤等。

【点灸方法】每天点灸 1 次或数次。

2. 前中杆（DQzg）

【穴位位置】在大腿部。

【取穴方法】在大腿前部，自腹股沟中点至髌骨最高点连线的中点是前中杆，左、右腿各 1 个穴位。记为 DQzg（图 2-85）。

【主治病症】下肢麻木疼痛、半身不遂、心悸、胁肋痛、肋间神经痛、胸部外伤疼痛、腰背痛、乳房疼痛、肺部病症、面神经麻痹、鼻炎、耳鸣、耳聋、白疕和皮肤疾病等。

【点灸方法】每天点灸 1 次或数次。

3. 前下杆（DQxg）

【穴位位置】在大腿部。

【取穴方法】在大腿前部，自前中杆至髌骨最高点连线的中点是前下杆，左、右腿各 1 个穴位。记为 DQxg（图 2-86）。

【主治病症】肌肉萎缩、胁肋痛、肋间神经痛、胸部外伤疼痛、腰背痛、乳房疼痛、肺部病症、面神经麻痹、鼻炎、耳鸣、耳聋、白疕和皮肤疾病等。

【点灸方法】每天点灸 1 次或数次。

NOTE

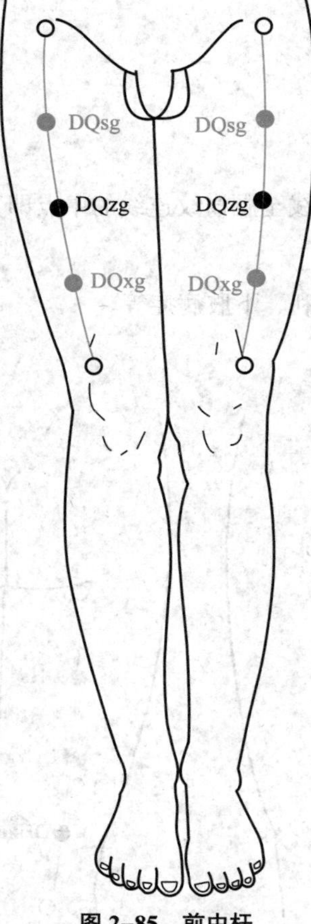

图 2-85　前中杆

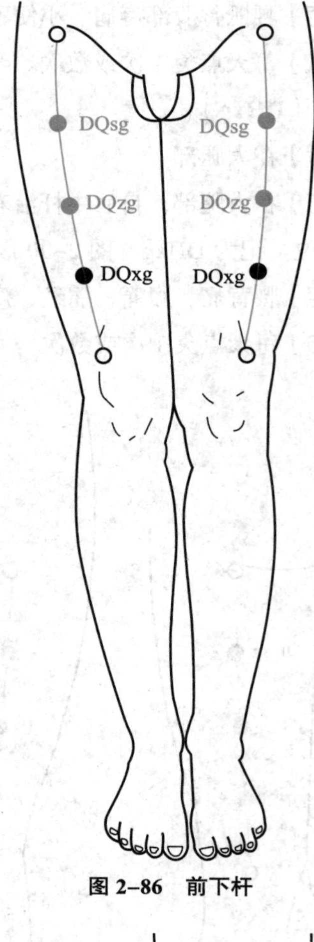

图 2-86　前下杆

（四）后三杆（DHSg）

在大腿部，自臀横纹中点沿着大腿后侧中线至腘横纹连线的中点即为后中杆，自臀横纹中点沿着大腿后侧中线至后中杆连线的中点即为后上杆，自后中杆沿着大腿后侧中线至腘横纹连线的中点即为后下杆，合称为后三杆，记为 DHSg。主要用于治疗腰骶臀股部疼痛及下肢病症等（图 2-87）。

1. 后上杆（DHsg）

【穴位位置】在大腿部。

【取穴方法】在大腿部，自臀横纹中点沿着大腿后侧中线至后中杆连线的中点即为后上杆，左、右腿各 1 个穴位。记为 DHsg（图 2-88）。

【主治病症】腰骶臀股部疼痛、痔疮等。

【点灸方法】每天点灸 1 次或数次。

2. 后中杆（DHzg）

【穴位位置】在大腿部。

【取穴方法】在大腿部，自臀横纹中点沿着大腿后侧中线至腘横纹连线的中点即为后中杆，左、右腿各 1 个穴位。记为 DHzg（图 2-89）。

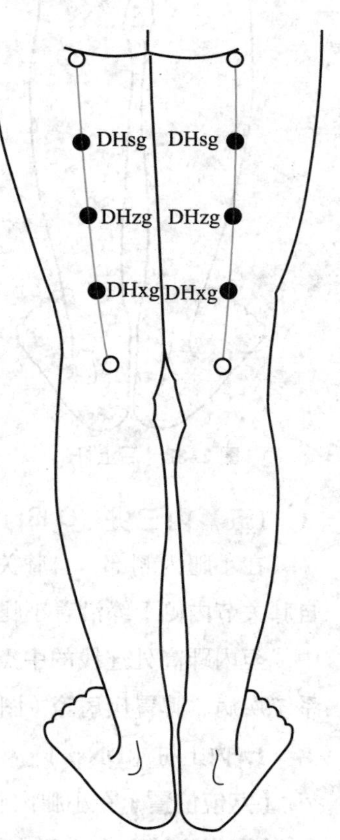

图 2-87　后三杆

NOTE

【主治病症】腰骶臀股部疼痛、小便不利。

【点灸方法】每天点灸 1 次或数次。

3. 后下杆（DHxg）

【穴位位置】在大腿部。

【取穴方法】在大腿部，自后中杆沿着大腿后侧中线至腘横纹连线的中点即为后下杆，左、右腿各 1 个穴位。记为 DHxg（图 2–90）。

【主治病症】腰背痛、腹痛、痛经、痔疮、小便不利、下肢病症等。

【点灸方法】每天点灸 1 次或数次。

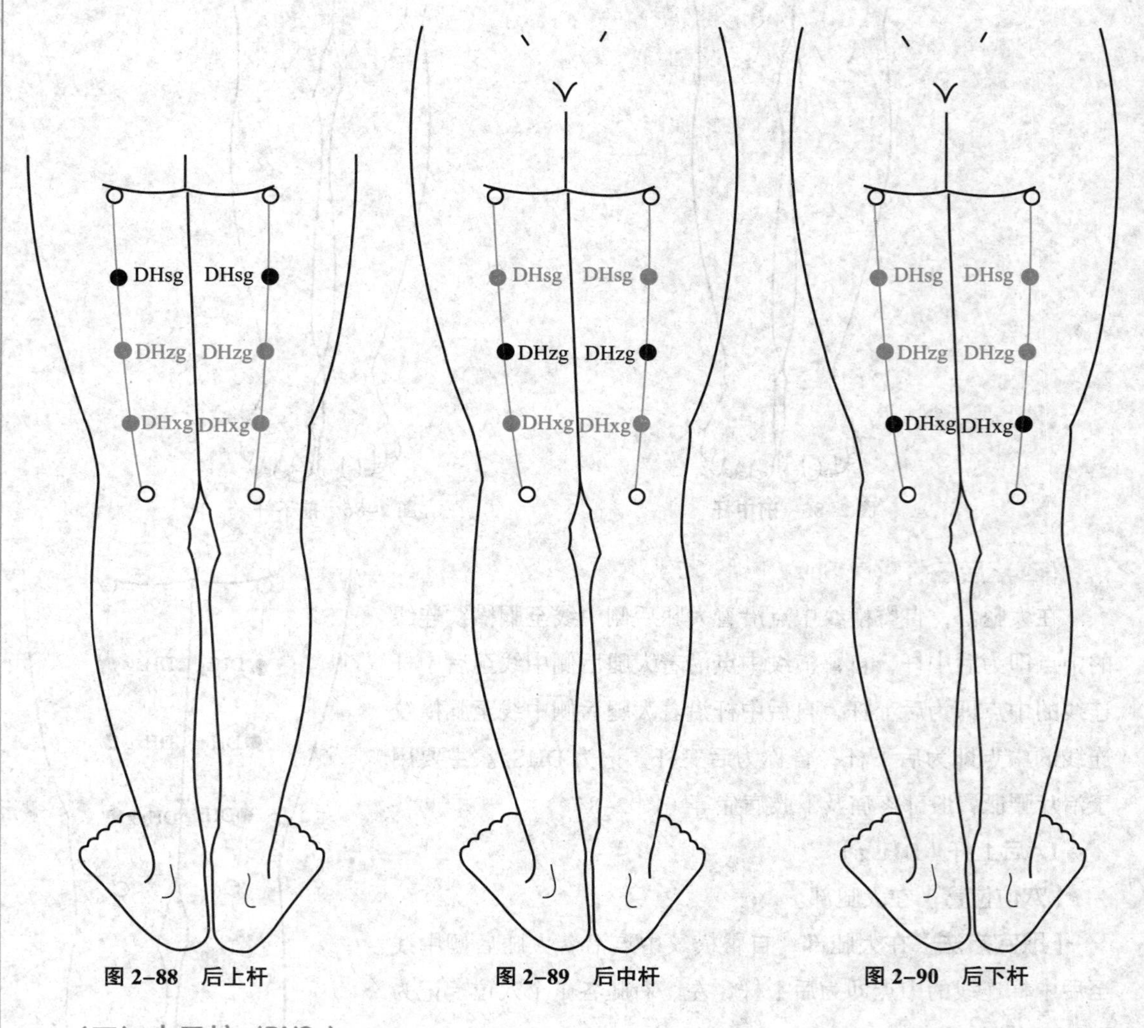

图 2–88 后上杆　　图 2–89 后中杆　　图 2–90 后下杆

（五）内三桩（DNSz）

在小腿内侧部，自膝关节内侧下缘沿着小腿内侧中线至内踝高处连线的中点即为内中桩，自膝关节内侧下缘沿着小腿内侧中线至内中桩连线的中点即为内上桩，自内中桩沿着小腿内侧中线至内踝高处连线的中点即为内下桩，合称内三桩，记为 DNSz。主要用于治疗肾病、生殖系统疾病、脾胃疾病等（图 2–91）。

1. 内上桩（DNsz）

【穴位位置】在小腿内侧部。

NOTE

【取穴方法】在小腿内侧部，自膝关节内侧下缘沿着小腿内侧中线至内中桩连线的中点即为内上桩，左、右腿各 1 个穴位。记为 DNsz（图 2–92）。

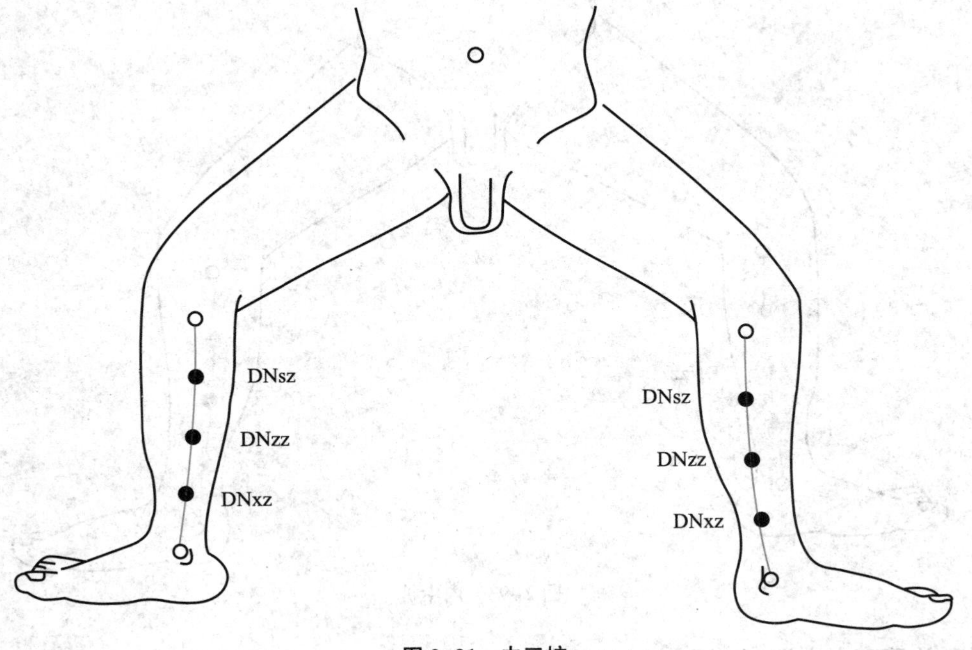

图 2–91　内三桩

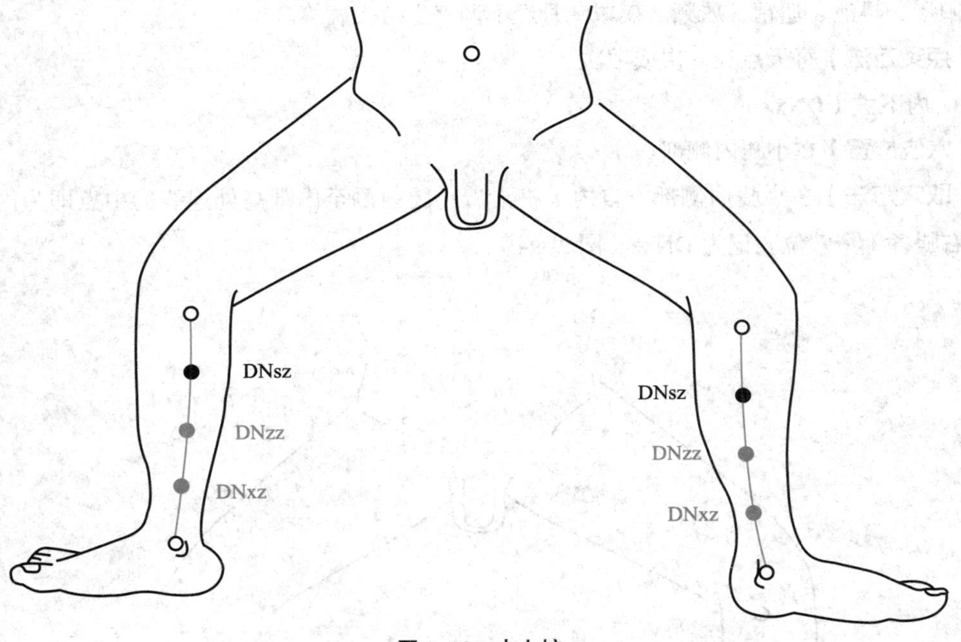

图 2–92　内上桩

【主治病症】头晕、心悸、哮喘、胃逆呕吐、胃脘痛、牙痛、腰痛、阳痿、早泄、尿频、夜尿、月经不调、生殖疾病等。

【点灸方法】每天点灸 1 次或数次。

2. 内中桩（DNzz）

【穴位位置】在小腿内侧部。

【取穴方法】在小腿内侧部，自膝关节内侧下缘沿着小腿内侧中线至内踝高处连线的中点即为内中桩，左、右腿各 1 个穴位。记为 DNzz（图 2–93）。

NOTE

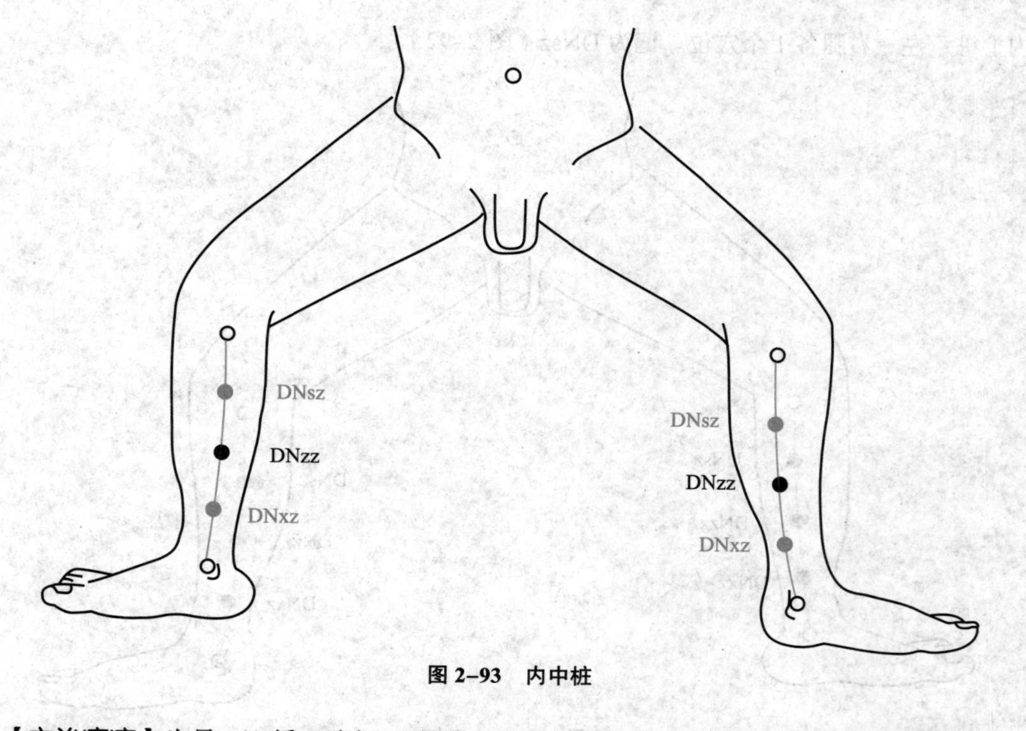

图 2-93　内中桩

【主治病症】头晕、心悸、胸闷、咳嗽、哮喘、白内障、胃逆呕吐、胃脘痛、消渴病、腰痛、阳痿、早泄、遗精、尿频、夜尿、月经不调、生殖疾病等。

【点灸方法】每天点灸 1 次或数次。

3. 内下桩（DNxz）

【穴位位置】在小腿内侧部。

【取穴方法】在小腿内侧部，自内中桩沿着小腿内侧至内踝高处连线的中点即为内下桩，左、右腿各 1 个穴位。记为 DNxz（图 2-94）。

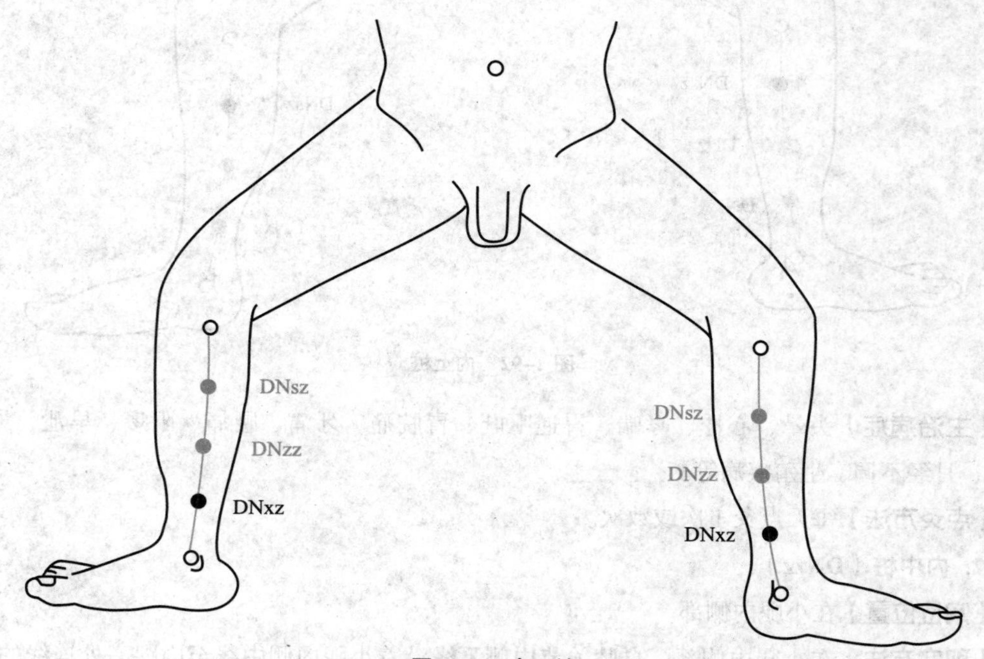

图 2-94　内下桩

【主治病症】胃脘痛、腹胀、磨牙、消渴病、腰痛、阳痿、早泄、遗精、不孕不育、精少、夜尿、月经不调、生殖疾病等。

【点灸方法】每天点灸 1 次或数次。

（六）外三桩（DWSz）

在小腿部，自膝关节外侧下缘中点沿着小腿外侧中线至外踝最高点连线的中点即为外中桩，从外中桩至外踝最高点连线中点即为外下桩，膝关节外侧下缘中点沿着小腿外侧中线至外中桩连线的中点即为外上桩，合称为外三桩，记为 DWSz（图 2–95）。主要用于治疗肝胆火所致的病症及炎症，如中风、耳鸣、耳聋、目赤、头痛、偏头痛、牙痛、胁肋疼痛、口眼㖞斜、口腔溃疡、咽喉炎、扁桃体发炎等；此外，外三桩还可以治疗梅核气、脂肪瘤（全身各部由痰湿引起的脂肪瘤均可治疗）及体内的各种肌瘤。特别注意：外三桩需从两骨骨缝之间刺入，才能收到良好疗效。

1. 外上桩（DWsz）

【穴位位置】在小腿部。

【取穴方法】在小腿部，膝关节外侧下缘中点沿着小腿外侧中线至外中桩连线的中点即为外上桩，左、右腿各 1 个穴位。记为 DWsz（图 2–96）。

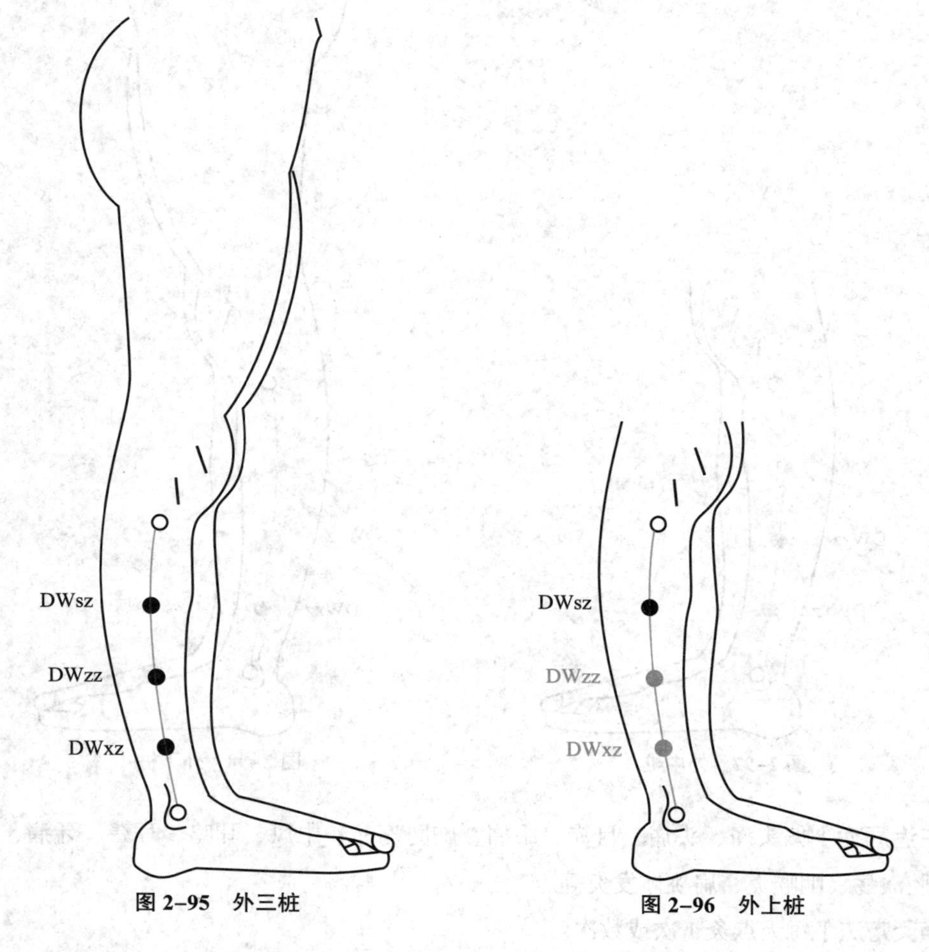

图 2–95　外三桩　　图 2–96　外上桩

【主治病症】面肌痉挛、面肌麻痹、偏头痛、头痛、手腕扭伤、胆囊炎、中风、耳鸣、耳聋、目赤、胁肋疼痛、口眼㖞斜、牙痛、口腔溃疡、咽喉炎、扁桃体发炎等。

NOTE

【点灸方法】每天点灸 1 次或数次。

2. 外中桩（DWzz）

【穴位位置】在小腿部。

【取穴方法】在小腿部，自膝关节外侧下缘中点沿着小腿外侧中线至外踝最高点连线的中点即为外中桩，左、右腿各 1 个穴位。记为 DWzz（图 2–97）。

【主治病症】咽喉肿痛、腹痛腹泻、中风、耳鸣、耳聋、目赤、头痛、偏头痛、牙痛、胁肋疼痛、口眼㖞斜、口腔溃疡、咽喉炎、扁桃体发炎等。

【点灸方法】每天点灸 1 次或数次。

3. 外下桩（DWxz）

【穴位位置】在小腿部。

【取穴方法】在小腿部，从外中桩至外踝最高点连线的中点即为外下桩，左、右腿各 1 个穴位。记为 DWxz（图 2–98）。

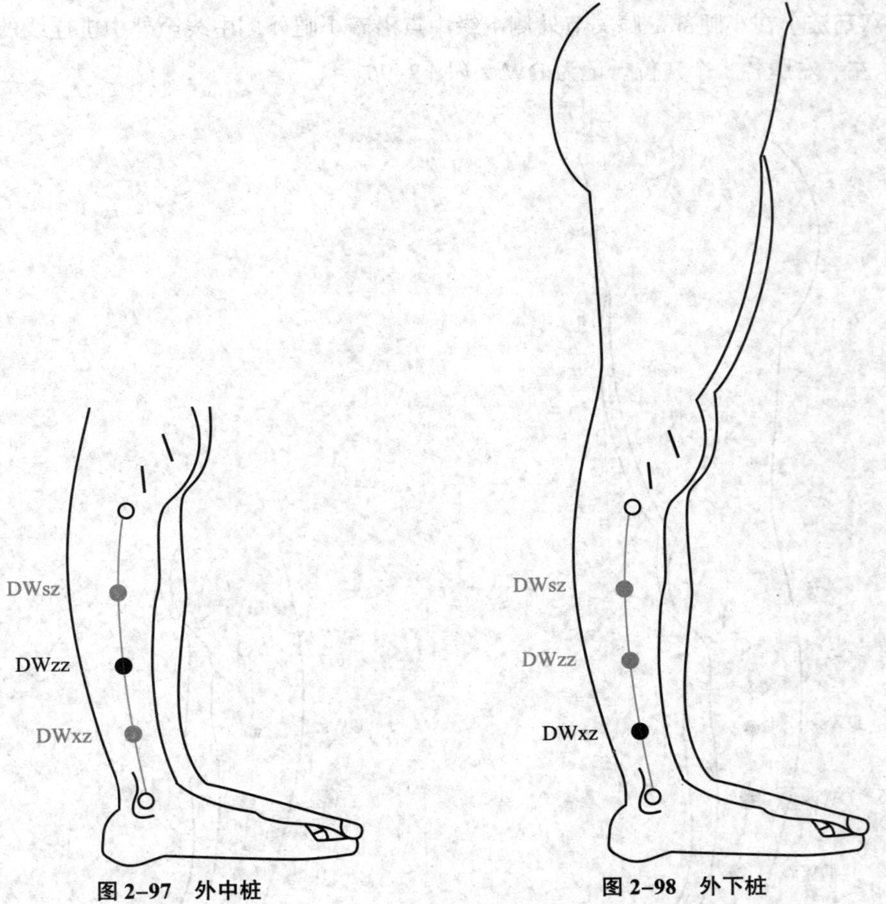

图 2–97　外中桩　　图 2–98　外下桩

【主治病症】偏头痛、头痛、目赤、眼痛、胸胁疼痛、中风、耳鸣、耳聋、牙痛、口眼㖞斜、口腔溃疡、咽喉炎、扁桃体发炎等。

【点灸方法】每天点灸 1 次或数次。

NOTE

（七）前三桩（DQSz）

在小腿部，自膝关节下缘沿着胫骨外缘至足背踝关节横纹分 4 等分，其 3 个等分点即为穴位，从上至下分别叫前上桩、前中桩和前下桩，合称为前三桩，记为 DQSz（图 2–99）。主要用于治疗谷道病症及颈部、咽喉、口、牙、鼻等病症。

1. 前上桩（DQsz）

【穴位位置】在小腿部。

【取穴方法】在小腿部，自膝关节下缘沿着胫骨外缘至足背横纹分 4 等分，其中最上面的等分点是前上桩，左、右腿各 1 个穴位。记为 DQsz（图 2–100）。

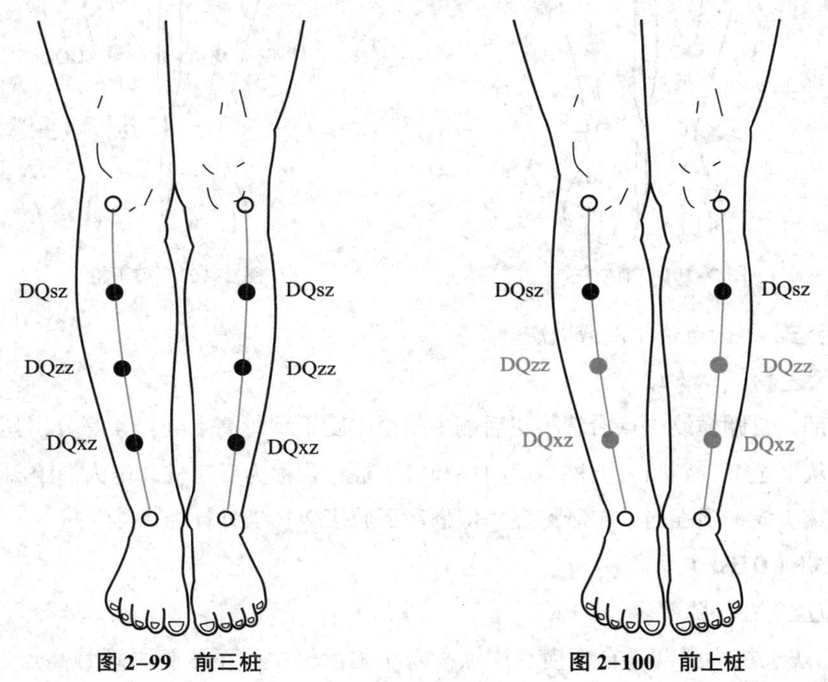

图 2–99　前三桩　　图 2–100　前上桩

【主治病症】胃脘痛、呕吐、腹胀、消化不良、泄泻、便秘、痢疾、疳积、中风、心悸、气短、癫狂、水肿、下肢痿痹、半身不遂、虚劳、牙痛等。

【点灸方法】每天点灸 1 次或数次。

2. 前中桩（DQzz）

【穴位位置】在小腿部。

【取穴方法】在小腿部，自膝关节下缘沿着胫骨外缘至足背横纹分 4 等分，其中中间的等分点是前中桩，左、右腿各 1 个穴位。记为 DQzz（图 2–101）。

【主治病症】头晕、心悸、心肌梗死、胸闷、咳嗽、哮喘、甲状腺肿大、白内障、眼角膜炎、眼结膜炎、眼睛胀痛、胃脘痛等。

【点灸方法】每天点灸 1 次或数次。

3. 前下桩（DQxz）

【穴位位置】在小腿部。

【取穴方法】在小腿部，自膝关节下缘沿着胫骨外缘至足背横纹分 4 等分，其中最下面的等分点是前下桩，左、右腿各 1 个穴位。记为 DQxz（图 2–102）。

【主治病症】头晕、头痛、甲状腺肿大、胃脘痛、腹胀、便秘、下肢痿痹、乳腺病等。

NOTE

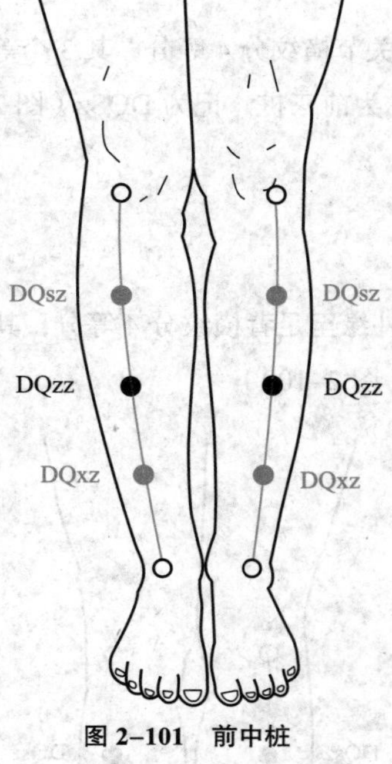

图 2-101 前中桩

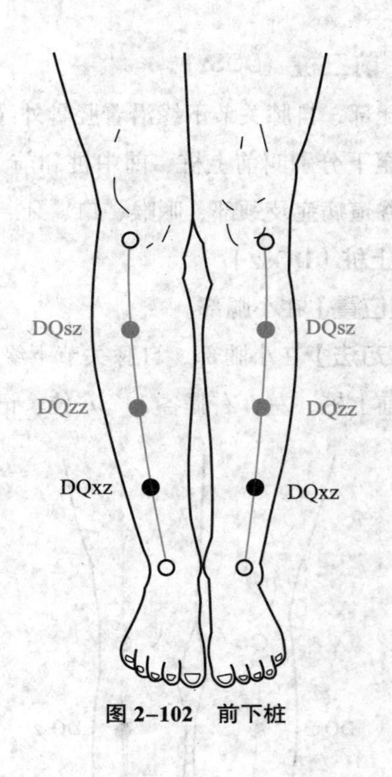

图 2-102 前下桩

【点灸方法】每天点灸 1 次或数次。

（八）后三桩（DHSz）

在小腿部，自腘横纹中点沿着小腿后侧中线至跟腱平踝骨高点处分 4 等分，其 3 个等分点即为穴位，从上至下分别叫后上桩、后中桩和后下桩，合称为后三桩，记为 DHSz（图 2-103）。主要用于治疗头痛、项强痛、腰骶疼痛、痔疮、下肢痿痹、坐骨神经痛等。

1. 后上桩（DHsz）

【穴位位置】在小腿部。

【取穴方法】在小腿部，自腘横纹中点沿着小腿后侧中线至跟腱平踝骨高点处分 4 等分，其中最上面的等分点是后上桩，左、右腿各 1 个穴位。记为 DHsz（图 2-104）。

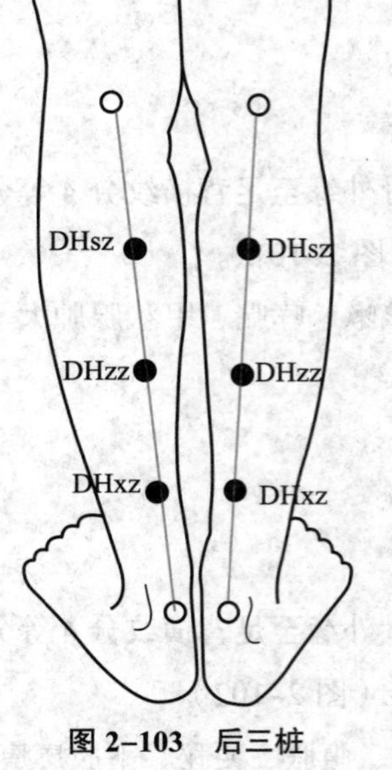

图 2-103 后三桩

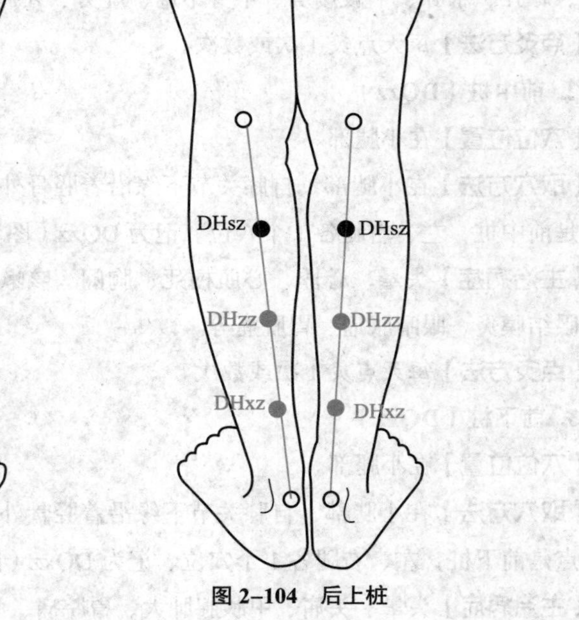

图 2-104 后上桩

【主治病症】腰扭伤、脱肛、痔疮、便秘。

【点灸方法】每天点灸 1 次或数次。

2. 后中桩（DHzz）

【穴位位置】在小腿部。

【取穴方法】在小腿部，自腘横纹中点沿着小腿后侧中线至跟腱平踝骨高点处分 4 等分，其中中间的等分点是后中桩，左、右腿各 1 个穴位。记为 DHzz（图 2–105）。

【主治病症】小腿转筋、腓肠肌疼痛、痔疮、便秘。

【点灸方法】每天点灸 1 次或数次。

3. 后下桩（DHxz）

【穴位位置】在小腿部。

【取穴方法】在小腿部，自腘横纹中点沿着小腿后侧中线至跟腱平踝骨高点处分 4 等分，其中最下面的等分点是后下桩，左、右腿各 1 个穴位。记为 DHxz（图 2–106）。

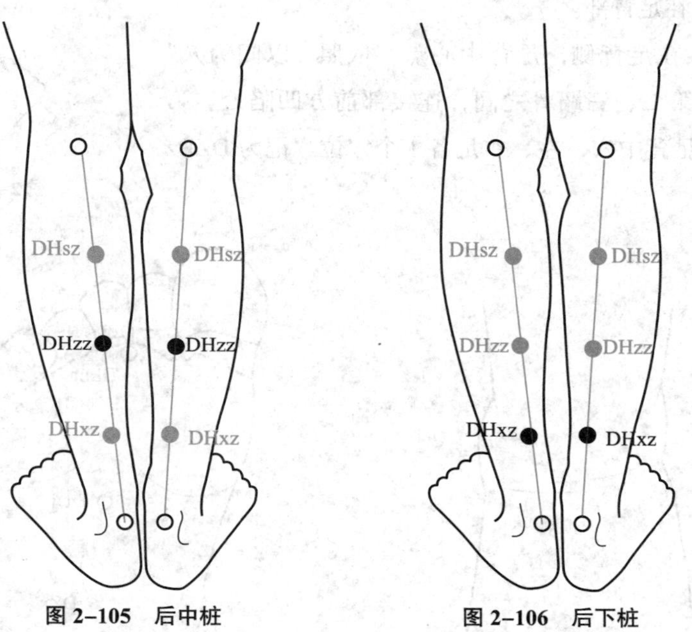

图 2–105　后中桩　　图 2–106　后下桩

【主治病症】脊柱闪挫、扭伤、落枕、小腿转筋、郁病。

【点灸方法】每天点灸 1 次或数次。

（九）地桩（DDz）

【穴位位置】在小腿下部。

【取穴方法】在小腿下部，足后跟上，平踝骨高点处与跟腱连线的中点是地桩，左、右腿各 1 个穴位。记为 DDz（图 2–107）。

【主治病症】脊柱闪挫、急性腰扭伤、落枕、颈椎病、颈项强痛、头后侧痛、骨质增生症、小腿转筋、郁病。

【点灸方法】每天点灸 1 次或数次。

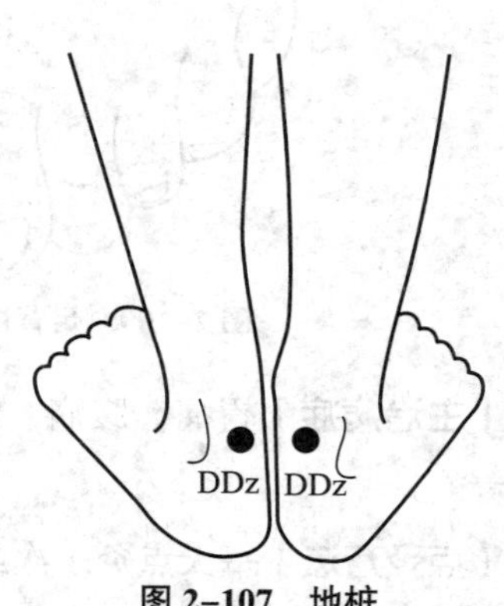

图 2–107　地桩

NOTE

（十）腿弯穴（DTw）

【穴位位置】在腘窝。

【取穴方法】腘横纹中点即是腿弯穴，左、右腿各 1 个穴位。记为 DTw（图 2–108）。

【主治病症】腰背疼痛、下肢痿痹、小腿转筋、半身不遂、痈疮肿毒、腹痛吐泻、小便不利、痔疮。

【点灸方法】每天点灸 1 次或数次。

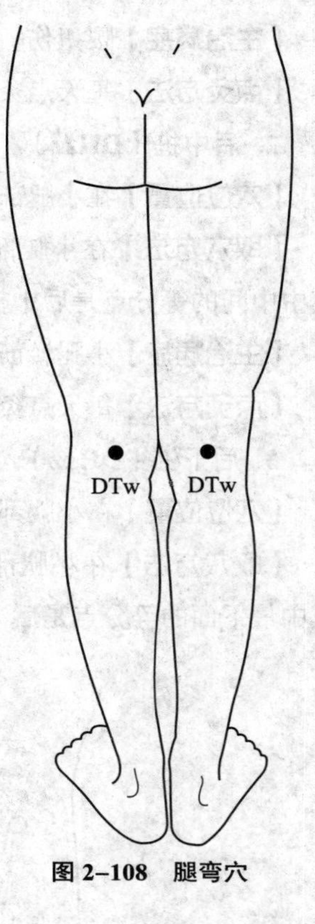

图 2–108　腿弯穴

八、足部经验穴

足部有 4 个经验穴，分别是足背中穴、足心穴、地井穴和里内庭穴。

（一）足背中穴（DZBz）

【穴位位置】在足背部。

【取穴方法】在足背侧，足背中心点，依照“以间为穴”的取穴原则，在第二、三跖骨之间，连接部前方凹陷处、第二跖骨间隙中是足背中穴，左、右足各 1 个穴位。记为 DZBz（图 2–109）。

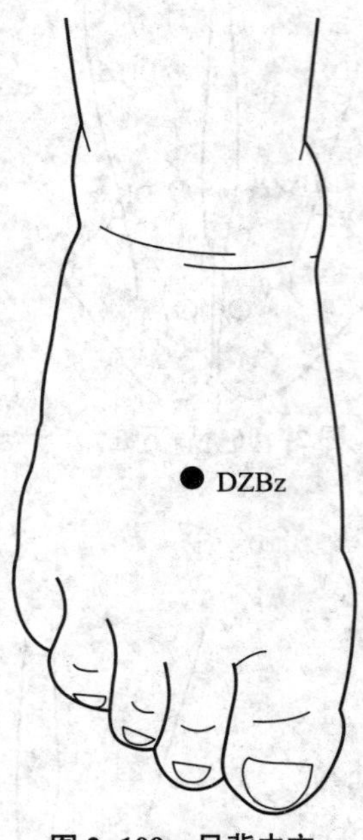

图 2–109　足背中穴

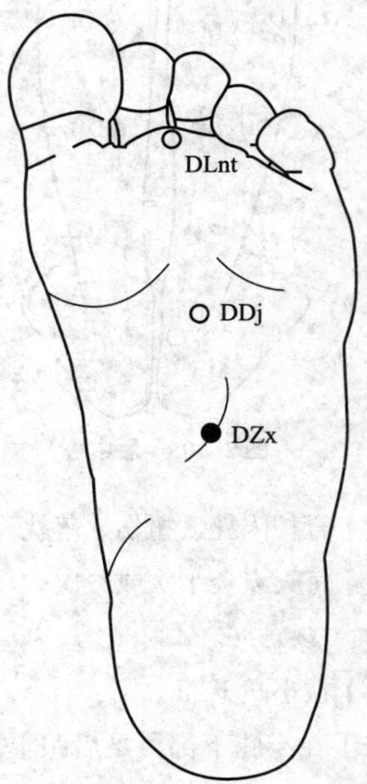

图 2–110　足心穴

【主治病症】胃痛、腹痛、泄泻、肠炎、阑尾炎、痛经、心悸、胸闷、前额头痛、足背肿痛等。

【点灸方法】每天点灸 1 次或数次。

（二）足心穴（DZx）

【穴位位置】在足底部。

NOTE

【取穴方法】仰卧位，翘足，位于足底部中点处取穴，左、右足各 1 个穴位，即为足心穴。记为 DZx（图 2–110）。

【主治病症】头晕、头胀痛、手臂痛、手指乏力等。

【点灸方法】每天点灸 1 次或数次。

（三）地井穴（DDj）

【穴位位置】在足底部。

【取穴方法】仰卧位，翘足，足底前部凹陷处，第二、三趾趾缝纹头端与足跟连线的前 1/3 处取穴，即为地井穴，左、右足各 1 个穴位。记为 DDj（图 2–111）。

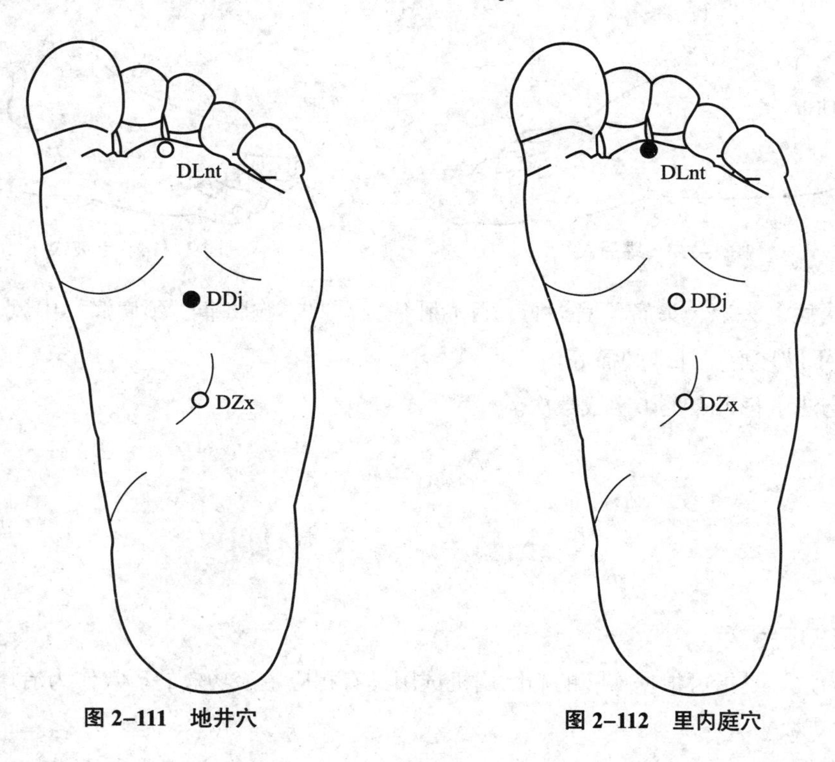

图 2–111　地井穴　　图 2–112　里内庭穴

【主治病症】眩晕、头痛、不寐症、多眠症、虚劳、高血压、神经衰弱、神经性头痛、三叉神经痛、癫痫、消渴病、过敏性鼻炎、更年期综合征、妇科疾病、各种肾虚劳损、阳痿、遗精等。

【点灸方法】每天点灸 1 次或数次。

（四）里内庭穴（DLnt）

【穴位位置】在足底部。

【取穴方法】仰卧位，翘足，在第二趾与第三趾之间的趾根部，脚趾弯曲时趾尖碰到处，即第二趾趾根下约 1cm 处取穴，即为里内庭穴，左、右足各 1 个穴位。记为 DLnt（图 2–112）。

【主治病症】大便秘结、食积、产后胞衣不下、闭经、足趾麻木、癫痫等。

【点灸方法】每天点灸 1 次或数次。

（五）踝后穴（DHh）

【穴位位置】在内踝部。

【取穴方法】正坐位或俯卧位，依据“以间为穴”的取穴原则，在内踝最高点往后 1 横指的凹陷处取穴，是踝后穴，左、右足各 1 个穴位。记为 DHh（图 2–113）。

NOTE

【主治病症】慢性咽喉炎、口干咽燥、肾阴虚引起的大便干结、内踝肿痛等。

【点灸方法】每天点灸1次或数次。

（六）土坡穴（DTp）

【穴位位置】在外踝部。

【取穴方法】正坐位或俯卧位，在外踝前下方凹陷处，按照“以间为穴”的取穴原则，即为土坡穴，左、右足各1个穴位。记为DTp（图2–114）。

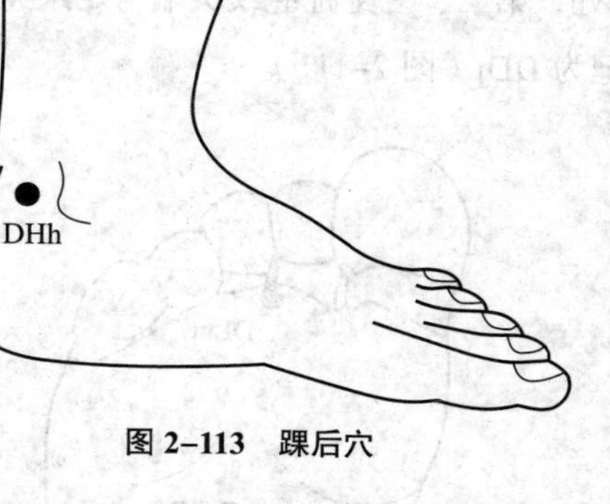

图2–113　踝后穴

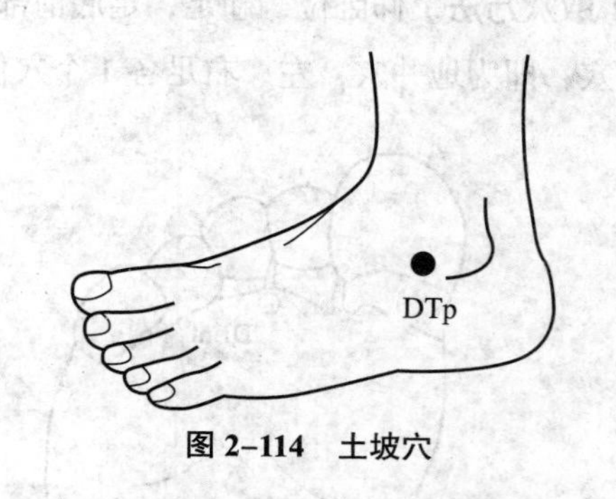

图2–114　土坡穴

【主治病症】头晕、头痛、偏头痛、目赤肿痛、耳鸣、胸胁痛、颈肩痛、中风、偏瘫、坐骨神经痛、下肢痿痹、外踝肿痛等。

【点灸方法】每天点灸1次或数次。

第三节　取穴原则

（一）以环为穴

“以环为穴”是指可根据疾病的病因病机选用具有相应主治功效的环穴作为治疗用穴。

（二）以应为穴

“以应为穴”的取穴方法，是指疾病在人体体表某一部位有反应点，在这个部位的反应点取一组穴位进行治疗的取穴方法。“以应为穴”的取穴方法又可以分为“左右对称取穴法”和“上下对称取穴法”。

1. 左右对称取穴法　人体的左右是相互对称的，即以脊柱为中线，将人体分为左右两部分。人体的左右两部分对称，形态和结构极为相似，其生理功能是相似的，故其病理反应也相似，可以互为反射区，其取穴方法和命名规律是一样的，但是按镜像方法，其穴位的命名及取穴方法是反向的。如两手、两肘、两侧臂膀、两肩、两肋、两侧下肢等，如果一侧发生病痛，在其相对应的另一侧的相同部位就会出现反应点，按压反应点患者就会感到敏感程度不同的疼痛或酸胀感；临床应用中即可在这个部位的反应点取穴进行治疗。

2. 上下对称取穴法　人体的上下在临床上基本遵循形态、结构、生理功能上相似度较大的原则，故其病理反应也相似，可以互为反射区，进行取穴点灸治疗。例如上肢和下肢、肩关节和髋关节等。

具体的取穴方法是：医者以自己的手掌及手指指腹，根据疾病的情况，分别在天、地、人三部体表的上下、左右相关的对应点进行触摸，寻找相应的穴位或治疗点，如触摸到局部有硬

NOTE

结、压痛、酸胀、敏感或舒适感等反应点，这个点就是疾病的体表反应穴，即可以进行治疗。

（三）以痛为穴

以痛为穴是通过循切、按压找到压痛点及疾病在人体体表的相应反应点，无论是局部的还是远端的，都可以在疼痛的部位或相应压痛点的位置，选取一个或多个，甚或是一组穴位作为治疗用穴。

壮医学认为，用“以痛为穴”的治疗原则所取的穴位，实质是在人体壮气游行出入之处，也恰恰是正邪相交、激烈斗争之处，因此按“以痛为穴”所取的穴位能收到较好的临床疗效。

（四）以灶为穴

气血不畅，运行受阻，滞而为瘀，瘀积为灶。灶即为肿或胀或痛。“以灶为穴”是在病灶的部位选取一个或多个，甚或是一组穴位作为施治穴位的原则。

（五）以边为穴

“以边为穴”是以人体的肌肉边、肌腱边、骨边为标志点，通过摸、捏或按、压的方法，选取一个或多个，甚或是一组穴位作为施治穴位的原则。

（六）以间为穴

“以间为穴”是指在肌体的两肌肉之间、两肌腱之间、两骨之间，即肉间、筋间、骨间的孔隙、凹陷处取穴，用以治疗疾病的取穴原则。

（七）以验为穴

“以验为穴”是依据壮医在长期临床实践中积累总结且流传下来的、固定的、特定的穴位或穴位组，即壮医经验穴，作为施治穴位的原则。

（八）龙氏取穴原则

龙氏取穴原则一般根据“寒手热背肿在梅，痿肌痛沿麻络央，唯有痒疾抓长子，各疾施灸不离乡”的原则取穴。“寒手”指有畏寒发冷症状者，选取手部穴位为主；“热背”指发热体温升高者，选取背部穴位为主；“肿在梅”指肿块或皮损类疾病，沿肿块或皮损边缘及中央选取一组穴位，由 5 个穴组成，呈梅花形分布，但在临证时还要根据肿块的大小，沿其周边所点灸的穴位可由 4 个变成 6 个或 8 个或更多，不必拘泥于点灸 5 个穴，也不能固定在某个位置上，应根据病情的需要而改变；“痿肌”指凡肌肉萎缩者，在该萎缩肌肉上选取主要穴位；“麻络央”指麻木不仁，选取该部位一段经络的中央点为主要穴位；“抓长子”指凡因皮疹类疾病引起皮肤瘙痒者，选取首先出现的疹子或最大的疹子为主要穴位。

此外，还可以根据病情需要，按照中医经络腧穴的主治功效选取适当的中医腧穴作为药线点灸用穴。

NOTE

第三章　点灸技术

第一节　点灸前的准备

进行药线点灸前，首先要做好以下 5 个方面的准备工作。

1. 备好火源。使用酒精灯、蜡烛、煤油灯等均可，但不宜使用含有有毒物质的火源，如蚊香等不能使用。

2. 备好药线。药线可以用深色的瓶子或深色的塑料袋密封存放。成批购回药线宜放在阴暗干燥处，不宜放在高温或靠近火炉的地方，也不宜让阳光照射，不宜频繁打开瓶盖，以免药效散失。药线准备遵照“用多少准备多少”的原则。

3. 选好体位。一般宜选用坐位或卧位，使施灸穴位充分显露，力求患者舒适，避免用强迫体位。

4. 耐心解释，消除顾虑。对首次接受治疗的患者，要耐心解释药线点灸注意事项。壮医药线点灸是一种既古老又新鲜的疗法，多数人不了解，必须耐心对待患者，把注意事项全面详细地向患者说明，以消除患者的顾虑，使患者能更好地配合治疗。

5. 明确诊断，合理处方。抱着对患者高度负责的严肃态度，认真询问病史和自觉症状，一丝不苟地进行体格检查及相关的生化或影像检查，明确诊断，合理处方。

第二节　操作方法

药线点灸的操作方法按照操作步骤不同可分为药线点灸常规操作手法和药线点灸非常规操作手法。

一、常规操作手法

药线点灸常规操作手法主要分整线、持线、点火、收线、施灸五步进行。

第一步是整线。整线是把经药液浸泡后已松散的药线搓紧、拉直。整线不仅可使火力集中，也可减轻患者施灸的疼痛（图 3–1、图 3–2）。

第二步是持线。持线是用右手食指和拇指指尖相对，持药线的一端，露出线头 1 ～ 2cm。露出的线头不能太短或太长，太短容易烧着术者的手指，太长不方便施灸操作（图 3–3）。

第三步是点火。点火是将露出的线端在灯火上点燃，如有火苗必须抖灭，只需线头有圆珠状炭火星即可。注意药线的火苗必须轻柔地抖灭，不能用嘴巴吹灭（图 3–4）。

NOTE

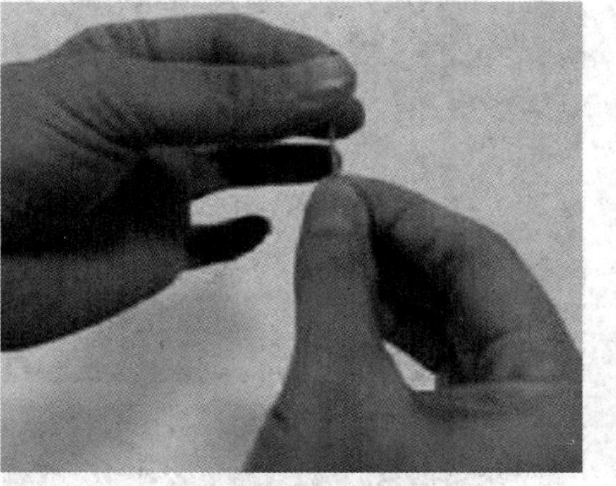

图 3–1 搓紧线头

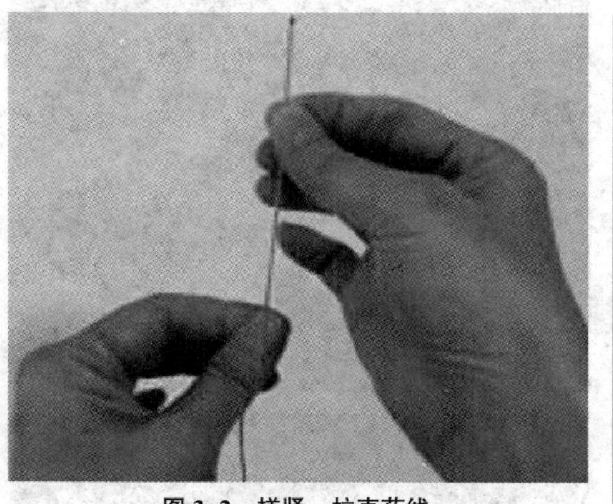

图 3–2 搓紧、拉直药线

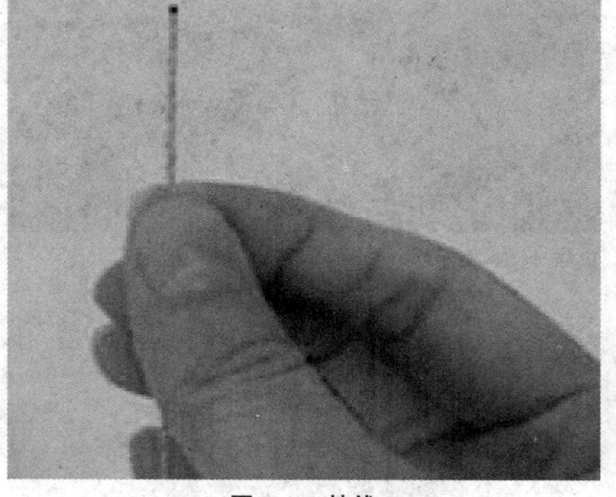

图 3–3 持线

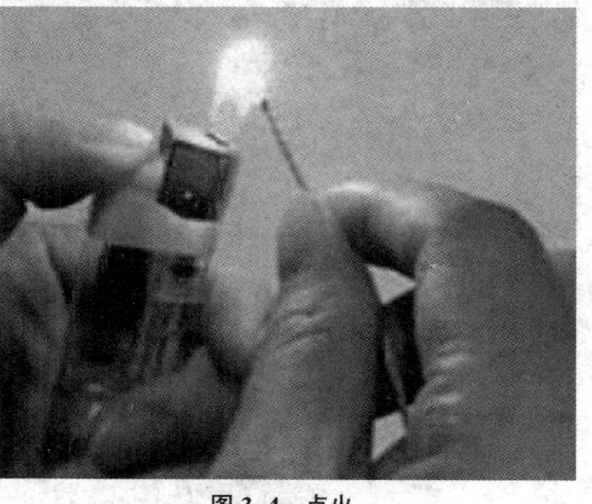

图 3–4 点火

药线点燃后，一般会出现 4 种火候（图 3–5）：一是明火，即有火焰；二是条火，即火焰熄灭后留下一条较长的药线炭火，不带火焰；三是珠火，即条火停留后，逐渐变小至线头呈圆珠状炭火星；四是径火，即珠火停留过久，逐渐变小，只有半边炭火星。在以上 4 种火候中，只有珠火能够使用，其他 3 种火候不宜使用。若使用明火点灸，极易烧伤皮肤，出现水泡；使用条火施灸，很难对准穴位，火力太强容易烫伤皮肤；使用径火施灸，药效及热量均不足，效果欠佳。因此必须使用珠火点灸，以线端火星最旺时为点灸良机，以留在穴位上的药线炭灰呈白色为效果最好。

第四步是收线。持线手的小指先固定药线，中指和无名指再扣压药线，药线往回收的同时拇指适当往前伸，食指指尖与拇指指腹相对，露出线端 0.5cm 即可，注意线头不能超出拇指的指尖（图 3–6）。

第五步是施灸。将持线的手固定在要施灸的穴位旁，线头炭火星对准穴位，当线头炭火星变为圆珠状炭火星时，屈曲拇指次节关节将有圆珠状炭火星的线头直接扣压于穴位上，一按火灭即起为 1 壮，一般每穴灸治 1 ～ 3 壮（图 3–7）。

药线点灸操作的关键是顺应手腕和拇指的屈曲动作，拇指指腹稳重而又迅速敏捷地将火星线头向下扣压碰到穴位表面即行熄灭。

NOTE

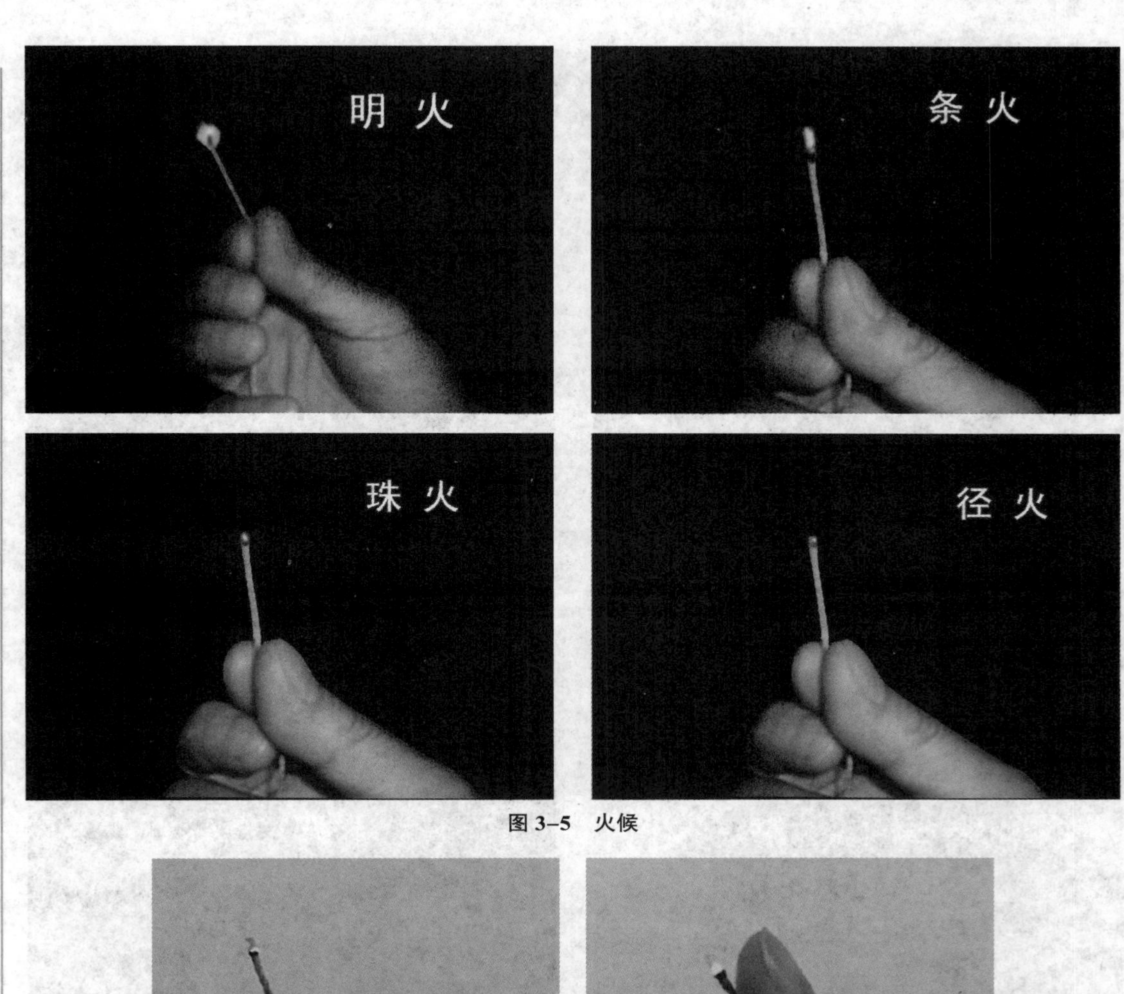

图 3–5 火候

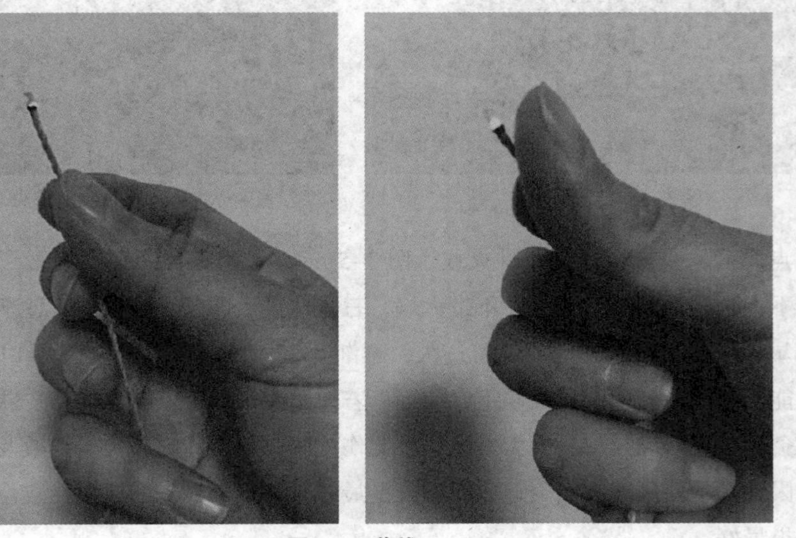

图 3–6 收线

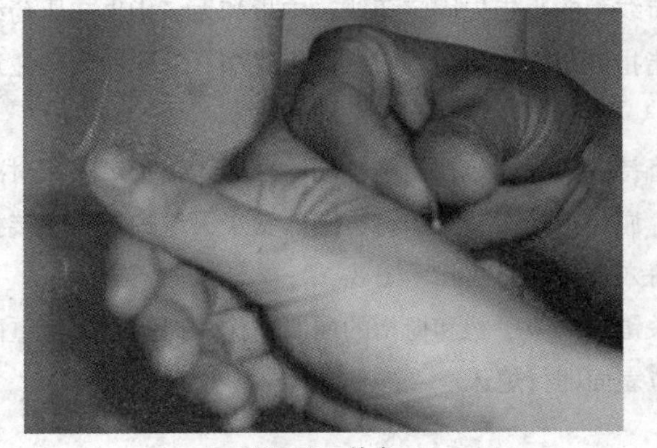

图 3–7 施灸

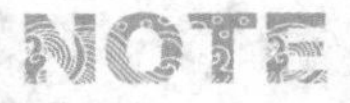

二、非常规操作手法

壮医药线点灸非常规操作手法是指按照整线、持线、点火、施灸4个步骤进行操作的手法。其中整线、持线、点火3个步骤的操作方法与常规操作手法完全相同。但非常规操作手法没有常规操作手法收线的步骤，而且施灸动作也跟常规操作手法不同。非常规操作手法施灸是像针刺持针一样持线，并将线端圆珠状炭火星直接刺灸在穴位上。

一般情况下，药线灸治只能用常规操作手法，不能用非常规操作手法。因为非常规操作手法灸治不但容易烧伤皮肤，而且特别疼痛。但一些特殊的部位如耳朵穴位、口腔穴位、创口，或者一些特殊的疾病如痔疮、疱疹、有传染性的皮肤病等，可以用非常规操作手法灸治。

第三节　点灸刺激量

1. 轻、中、重手法　根据壮医药线点灸施灸时药线炭火星跟皮肤接触的时间长短可分为轻、中、重3种手法。轻手法：快速扣压，令珠火接触到穴位即灭，为轻手法，轻手法的特点是药线炭火星与皮肤接触后在最短的时间内熄灭；重手法：缓慢扣压，令珠火较长时间地接触穴位，为重手法，重手法的特点是药线炭火星与皮肤接触后在最长的时间后熄灭；中手法：珠火接触穴位的时间介于轻手法和重手法之间，为中手法。因此，壮医药线点灸轻、中、重3种手法的区分与点灸所使用力度的大小无关，而与药线炭火星接触穴位的时间长短有关。

2. 点灸刺激量　壮医药线点灸对穴位刺激量大小主要与3个方面的因素有关：施灸手法的轻重、施灸药线的粗细及施灸次数。

（1）*施灸手法的轻重*　壮医药线点灸轻手法、中手法和重手法施灸对药线点灸的刺激量有着明显的影响。轻手法施灸的刺激量相对小，中手法施灸次之，重手法施灸的刺激量相对大。

（2）*施灸药线的粗细*　施灸时所用药线的直径大小会直接影响药线点灸的刺激量。壮医药线点灸所用的药线直径一般在0.25～1mm之间，根据直径大小分为：一号线（直径为0.25mm）；二号线（直径为0.7mm）；三号线（直径为1mm）。一号线点灸刺激量最小，三号线点灸刺激量最大，二号线点灸刺激量介于一号线和三号线之间。因此，施灸时所用的药线越粗点灸的刺激量就越大，反之药线越细点灸的刺激量就越小。

（3）*施灸次数*　壮医药线点灸治疗疾病时，将带有圆珠状炭火星线头直接点按于穴位上，一按火灭即起为1壮，一般每穴点灸1～3壮。同一时间内同一穴位点灸的次数越多刺激量就越大，反之刺激量则小。

第四节　点灸注意事项

壮医药线点灸属于火灸、热灸，而且成分中含有麝香等药物，故在临床应用时必须注意以下事项：

1. 必须严格掌握火候，切忌烧伤皮肤。药线点燃后，一般会出现4种火候，即明火、条

NOTE

火、珠火及径火。在以上 4 种火候中，只有珠火能够使用，其他 3 种火候不宜使用。

2. 孕妇禁灸，尤其是下半身穴位不能用药线点灸。

3. 眼球禁灸。

4. 男性外生殖器龟头部和女性小阴唇部禁灸。

5. 点灸眼区及面部靠近眼睛的穴位时，嘱患者闭目，以免不慎有火花飘入眼内引起烧伤。

6. 患者情绪紧张或过度饥饿时慎用。

7. 点灸面部穴位时一律用轻手法。

8. 黑痣不宜用药线点灸，建议用药物或激光等做一次性彻底治疗。

9. 药线点灸注意预防感染。穴位经药线点灸后，一般都有痒感，特别是同一穴位经连续数天点灸之后，局部会出现一个非常浅表的灼伤痕迹，停止点灸 1 周左右即可自行消失。上述情况必须事先告诉患者，让其千万不要因为瘙痒或有灼伤而用手抓破，以免引起感染。万一不小心抓破也不要紧，注意保持清洁，或用 75% 酒精消毒即可，不必惊慌。

10. 注意嘱咐患者自觉配合治疗。治病是医生的责任，同时也需要患者的密切配合。医生要认真做好咨询工作，有针对性地把一些疾病的基本常识告诉患者，调动患者的积极性，使其树立信心，自觉配合治疗。患者也要遵照医嘱按时治疗，同时在饮食上要有忌口，如感冒患者必须要连续点灸治疗 3 ～ 5 天；肠胃病患者在治疗期间要注意饮食，忌吃辛辣及肥甘厚味的食物；皮肤病患者必须忌食生葱、牛肉、马肉、母猪肉、海味、竹笋、韭菜、南瓜苗、公鸡、鲤鱼等发物。

第五节　治疗疗程

壮医药线点灸治病强调做到三治：治早（及时治疗），治小（小病、轻病早治），治了（彻底治疗，不要中途而废）。因此，在临床应用过程中，要根据不同的病种确定应该治疗的时间，制订疗程安排。

1. 确定疗程长短　急性病疗程宜短，慢性病疗程宜较长。如睑腺炎、感冒、红眼病等急性病，一般点灸 1 ～ 3 天即愈，无须再分疗程；而乳腺增生、脂肪瘤等肿块性疾病，因其为慢性病，病程较长，不能在短期内治愈，需要分疗程给予治疗，一般每天点灸 1 次，7 次为 1 个疗程，治疗多少个疗程则需要根据病情确定。

2. 确定疗程间隔时间　两个疗程之间需要间隔多少时间，视具体病情而定。一般两个疗程之间需要的间隔时间以 6 ～ 7 天为宜。比较顽固的慢性病，间隔时间宜短一些，为 3 ～ 5 天。如果在间隔期间病情继续好转，称之为有后效，间隔时间可适当延长。

3. 注意巩固疗效　有些疾病治愈以后还可能复发，应当注意巩固疗效。如顽固性痛经的患者，可以多治 3 ～ 5 个周期，每个月月经来潮前点灸 4 ～ 5 天，连续 3 ～ 6 个月，使其疗效更加巩固。

NOTE

第四章　临床应用

第一节　内科疾病

一、感冒（得凉）[Dwgliengz]

感冒是指因风、湿、寒、热等邪毒侵袭人体而引起的外感疾病。临床以鼻塞、流涕、喷嚏、头痛、恶寒、发热等为主要症状。感冒，又称伤风，一年四季均可发病，病程一般 3 ～ 7 天，常以冬、春季为多，尤在气候突变、寒温失常、人体正虚的情况下易发。如果在一个时期内广泛流行，症状多相类似者，称为时行感冒。

西医学中由上呼吸道感染、流行性感冒等引起的鼻塞、流涕、喷嚏、头痛、恶寒、发热等症，均可参考本病进行治疗。

【病因病机】壮医学认为，感冒的病因有外因和内因两大类。其主要发病机理是：

1. 外因　气候突变，感受风、湿、寒、热等邪毒，侵袭人体肌肤，或者邪从口鼻而入，阻滞气道，致使气道不通，导致天、地、人三气不能同步而发病。

2. 内因　素体虚弱，劳累过度，起居不当，年老体虚，易感受风、湿、寒、热等邪毒，导致气道受阻不通而发病。

【诊断】感冒诊断的主要依据。

1. 初起表现为鼻咽部不适，鼻塞、流涕、喷嚏，声重或嘶哑，头痛、怕风、怕冷，病情较重者可出现发热、咳嗽、咽痛、肢体酸重不适。

2. 病程一般 3 ～ 7 天。

3. 发病季节：四时皆可发病，但以冬、春季多见。

【治疗】

1. 壮医穴位点灸治疗

（1）治疗原则　解毒祛邪，通调气道。

（2）选穴　山前门穴（TSqm，双侧），太阳穴（TTy，双侧），月亮穴（TYl，双侧），眉心穴（TMx），手背二环 3 穴（TSBh2-3，双侧），山脚穴（TSj，双侧），背顶穴（RBd）。

（3）随症配穴　发热甚（体温升高）者加背八穴（RBb）；鼻塞严重者加鼻环 2、4 穴（TBh-2、4）；喉痒咳嗽者加喉环 1、11 穴（THh-1、11）；咽喉疼痛者加鹰嘴环 12 穴（TYZh-12）；腹泻者加腹三环 3、6、9、12 穴（RFh3-3、6、9、12）。

（4）点灸方法　第 1 天点灸两次，间隔 15 ～ 30 分钟。以后每天点灸 1 次，连续治疗 2 ～ 3 天。

NOTE

2. 中医穴位点灸治疗

（1）治疗原则　祛风解表。

（2）选穴　头维、攒竹、风池、太阳、曲池、大椎、合谷。

（3）随症配穴　头痛项强较重者加外关、外劳宫；喉痒咳嗽者加肺俞、天突、风门、劳宫；泄泻呕吐者加内关、神门、四缝、足三里。

（4）点灸方法　第1天点灸两次，间隔10～15分钟。以后每天点灸1次，连续治疗3～5天。

【调摄与养护】注意防寒保暖，尽量避免去人群密集处，忌辛辣及烟酒刺激，饮食宜清淡。

二、咳嗽（奔唉）[Ae]

咳嗽是气道不畅通的一类疾病，临床以咳嗽，或有痰，或干咳无痰为主要表现，壮医称为“埃病”，是壮医临床常见的病症之一。

西医学的上呼吸道感染、支气管炎、支气管扩张、肺炎等以咳嗽为主症者，可参考本病进行治疗。

【病因病机】壮医学认为，咳嗽的病因有毒和虚两大类。其主要发病机理是：

1. 邪毒（以风毒、寒毒、痧毒、热毒为主）侵袭人体肌肤，或从口鼻而入，正邪争斗，正不胜邪，邪毒阻滞气道，气道不畅通，天、地、人三气不能同步而致咳嗽。

2. 人体虚弱，谷道、水道、气道及其相关的枢纽脏腑功能失调，痰毒内生，内邪干于“咪钵”（肺），“咪钵”（肺）功能不畅，气道不通，其气上逆，遂发生咳嗽。

【诊断】

1. 以咳嗽，或咳声重浊，或干咳作呛，或咳剧气促，或咳声有力，或咳声低弱，或喉间痰鸣为主要症状。

2. 临床可兼有咽痒，咳痰，咽痛，胸闷不适，胸痛，头痛，身热，汗出，口干，口苦。

【治疗】

1. 壮医穴位点灸治疗

（1）治疗原则　解毒通道，调气止咳。

（2）选穴　喉环2、6、10穴（THh-2、6、10），山脚穴（TSj，双侧），手心一环9、10穴（TSXh1-9、10，双侧），臂内前穴（TBnq，双侧），内中桩（DNzz，双侧），前中桩（DQzz，双侧）。

（3）点灸方法　每天点灸1次，连续治疗3～5天。毒虚引起的咳嗽，每天点灸1次，7次为1个疗程，中病即止。

2. 中医穴位点灸治疗

（1）治疗原则　祛邪顺气止咳。

（2）选穴　天突、水突、膻中、风门、肺俞、内关、劳宫。

（3）随症配穴　风寒袭肺咳嗽加太阳、大椎、风池、合谷；风热犯肺咳嗽加大椎、曲池；风燥咳嗽加手三里、曲池；痰湿蕴肺咳嗽加中脘、足三里、四缝；痰热郁肺咳嗽加里内庭、丰隆；肺阴亏耗咳嗽加手三里、曲池、关元；肺火犯肺咳嗽加肝俞、期门、太冲。

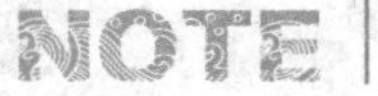

（4）点灸方法　每天点灸1～2次，连续治疗5天。

【**调摄与养护**】注意防寒保暖，尽量避免去人群密集处，戒烟酒及辛辣刺激，清淡饮食。

三、痧病［Sahgi］

痧病是指由于体弱气虚，感受疠气、霉气、痧雾暑气等外邪，或饮食不洁，内伤肠胃，导致气道、谷道阻滞，龙路不畅，阴阳失调所产生的以痧点和胀累感为主症的一类病症。以全身胀累，倦怠无力，恶心厌食，胸背部透发痧点，或吐或泻，或唇甲青紫为临床特征，是壮族地区自古以来的常见病、多发病。痧病又名痧症、发痧、痧气、痧麻。

西医学中由流行性感冒、胃肠型感冒、脑卒中样症状等引起的全身胀累，倦怠无力，恶心厌食，胸背部透发痧点，或吐或泻，或唇甲青紫等症状，均可参考本病进行治疗。

【**病因病机**】壮医学认为，多由体弱气虚者感受痧毒、热毒、暑毒等邪毒，或饮食不洁，内伤谷道，导致气道、谷道阻滞，龙路运行不畅，升降失常，阴阳失调而发病。壮医主要以阴盛阳衰、阴衰阳盛对痧病进行分类，将痧病分为阴盛阳衰、阳盛阴衰、阴盛阳盛、七星痧、耳羊等病症。凡身体肌肤发热，扪之灼热，或热多冷少，甚至全是发热，口渴不解者为阳盛阴衰；凡发冷不发热，手足冷，无汗，口渴喜饮者为阴盛阳衰；凡发热重，发冷重，昏迷，神经错乱，发热时通不过膝和肘，发冷或发热时手指屈曲不利者为阳盛阴盛。痧病主要发病机理如下：

1. 外感毒邪 由于体弱气虚，感受痧毒、热毒、暑毒等邪毒，邪毒内阻三道两路之气机，使气机升降失常，阴阳失调而发病。

2. 饮食失调 饮食不洁之物，或嗜食煎炒油炸之品，过食刺激性食物，内伤谷道，导致谷道运行不畅，痧毒入侵人体而发病。

3. 劳累过度 劳作过度、劳累汗出过多、工作环境差、房劳过度、经期劳累、寒热不适，使体质下降、抵抗力低下，痧毒侵入人体而发病。

【**诊断**】将痧病按发病缓急、症状轻重、疾病性质及其兼症进行分类，痧病诊断主要依据下列几项：

1. 以全身胀累，头昏脑涨，胸腹烦闷，恶心，倦怠乏力，胸背部透发痧点，或吐或泻，或寒或热，或胀或痛，甚则昏迷，四肢厥冷，唇甲青紫作为主要症状。

2. 按发病缓急，分为急痧（类似中风、中暑）和慢痧（类似湿温）。

（1）*急痧* 发病急骤，起即心胸紧闷烦躁，四肢麻木酸胀，胸腹大痛，或吐或泻，或欲吐不吐，欲泻不泻，甚则猝然昏倒，面唇青白，目闭，口噤不语，两肘窝处、两腿腘窝处青筋显露，胸背肌肤见有少量芝麻大小浅红色的痧点。

（2）*慢痧* 又称暗痧，发病较缓慢，可潜伏 10 ～ 20 天，甚至数月。初起乍寒乍热，继则纯热不寒，怕见光，腹胀灼热，但肢体如冰，头昏目眩，项强痛，倦怠无力，胸脘痞满烦闷，恶心呕吐，脉多濡滞或弦滞。民间以生胆南星或生芋搽患者舌上，如不感到舌麻，则必是暗痧无疑。

3. 按临床症状分有标蛇痧、蚂蟥痧、红毛痧、痧麻夹色等。

（1）*标蛇痧* 为热毒证，症见发热，身热甚，全身不适，口渴引饮，小便短赤，精神疲惫，嗜睡，用手握拳突出中指第二、三节棘突，从上往下稍用力地迅速刮患者胸前肌肤时，可见局部隆起如蛇奔走活动之形状，故得名。其脉常数疾，舌质红，苔黄厚。

NOTE

（2）蚂蟥痧　为痧病较重者，症见头痛剧烈，两眼昏花，胸脘满闷，或大吐，或大泻，或大汗淋漓，全身胀倦，食不知味，在患者胸部或背部如刮标蛇痧样稍用力往下刮，见一显著皮肤隆起出现，但皮肤隆起的中部特别高，酷似蚂蟥形状，故名。患者胸或背部常透发或隐或现，或红或黑的斑麻，且舌胀不语，舌下青筋显露。

（3）红毛痧　多见于夏令时节，起病急，病情较重，见身热，有时呻吟不已，在胸腹部或四肢可见皮下有散在性的斑点或斑片，其色泽多为鲜红，加压时色退，舌红绛，并有明显瘀点，苔黄，脉浮，甲象见红色。

（4）痧麻夹色　其突出的表现为头晕目眩、腰酸较甚。令患者端坐，膝屈曲 90°，下肢呈下垂位，上身尽量向前下倾，如下颌尖不能到达贴紧髌骨者为诊断本病的阳性体征。

4. 按症状轻重分为轻痧麻和重痧麻。按疾病性质分为寒痧、热痧、暑痧、风痧、阴痧、阳痧等。

【治疗】

1. 壮医穴位点灸治疗

（1）治疗原则　祛痧毒，调气道、谷道，通龙路、火路。

（2）选穴　山前门穴（TSqm，双侧），眉心穴（TMx），太阳穴（TTy，双侧），鹰嘴环 12 穴（TYZh–12，双侧），手背二环 3、4 穴（TSBh2–3、4，双侧），山脚穴（TSj，双侧），背顶穴（RBd），胸十四穴（RXss）。

（3）随症配穴　发热（体温升高）者加背八穴（RBb）；腹泻者加腹三环 3、6、9、12 穴（RFh3–3、6、9、12）。

（4）点灸方法　每天点灸 1 ～ 2 次，连续治疗 3 ～ 5 天。

2. 中医穴位点灸治疗

（1）治疗原则　解毒，除痧。

（2）选穴　痧点、下巨虚、中脘、内关、风池、太阳、曲池、大椎、合谷、风门、肺俞。

（3）随症配穴　腹痛加胃俞、肝俞；泄泻加大肠俞、公孙。

（4）点灸方法　每天点灸 1 ～ 2 次，连续治疗 3 ～ 5 天。

四、中暑［Seizndat bingh］

中暑是指感受暑邪引起的以高热汗出或肤燥无汗、烦躁、口渴、神昏抽搐或恶心、呕吐、腹痛为主要表现的疾病。

西医学中常用热相关疾病或热病表达，因人处在高温环境下引发散热障碍或水电解质代谢紊乱，引起的高热汗出或肤燥无汗、烦躁、口渴、神昏抽搐或呕恶腹痛等症状，均可参考本病进行治疗。

【病因病机】壮医学认为，引起中暑的原因很多，如在高温作业的车间工作，如果通风差，则极易发生中暑；农业劳动及露天作业时，受阳光直接暴晒者，热毒侵袭人体，使三道两路不通，天、地、人三气不能同步，阴阳失调即可发病。

【诊断】

1. 多数中暑的患者以发热、乏力、皮肤灼热、头晕、恶心、呕吐、胸闷为主要临床症状。

2. 多发于酷暑季节或高温环境。

NOTE

3. 严重者有烦躁不安、脉搏细速、血压下降。重症者有头痛剧烈、昏厥、昏迷、痉挛。

【治疗】

1. 壮医穴位点灸治疗

（1）治疗原则　除暑湿热毒，通火路，调龙路。

（2）选穴　猫爪尖穴（TMzj，双侧），口环12穴（TKh-12），臂内前穴（TBnq，双侧），手心穴（TSx，双侧）。

（3）点灸方法　每穴灸2～3壮；必要时可多次施灸，中病即止。

2. 中医穴位点灸治疗

（1）治疗原则　清热解暑，通路开窍。

（2）选穴　百会、人中、曲池、内关、合谷、十宣。

（3）随症配穴　抽搐加阳陵泉、承山、后溪。

（4）点灸方法　每穴灸2～3壮；必要时可多次施灸，中病即止。

【调摄与养护】注意避免暴晒，阳光下作业宜多喝水。

五、胃痛（胴尹）[Dungxin]

胃痛，又称胃脘痛，是指上腹部发生疼痛的病症。多由外感毒邪、饮食所伤、情志内伤或脏腑功能失调等，导致谷道气机失调，“咪胴”（胃）失其所养，“龙路”“火路”不通，天、地、人三气不能同步而引起的以上腹部近心窝处疼痛为主症的病症。胃痛是临床常见的一种病症，既可以是一个独立的病症，又可以是谷道多种疾病的一个症状。

西医学中由急性胃炎、慢性胃炎、胃与十二指肠溃疡、胃痉挛、胃下垂、胃黏膜脱垂症、胃肠神经官能症、胃癌等疾病引起的腹部近心窝处疼痛，均可参考本病进行治疗。

【病因病机】壮医学认为，引起胃痛的常见原因主要有寒邪客胃、饮食伤胃、肝气犯胃、脾胃虚弱等几个方面，其主要发病机理如下：

1. 寒客谷道　外感寒邪，或过服寒凉，寒邪凝滞于谷道，导致谷道不和、气机不畅而致心头疼痛。

2. 饮食损伤　恣纵口腹、暴饮暴食，或过食辛辣煎炒，损伤谷道，导致谷道失于和降，致气结不通，即出现疼痛。

3. 情志失调　忧思恼怒、情志不遂，则气机阻遏、谷道不和、气结心头而致心头疼痛。

4. 谷道失养　劳倦过度，或大病、久病，或年高体虚，致阴阳耗损、谷道失于濡养而疼痛。

【诊断】

1. 胃部疼痛，或隐隐作痛，或疼痛难忍，或痛如刀割，或痛如针刺，或痛如火灼，或攻撑作胀，疼痛或喜按或拒按。

2. 常伴嗳气，反酸，不思饮食，口干或喜热饮或喜冷饮或不欲饮，大便或不爽或干结或溏薄。

【治疗】

1. 壮医穴位点灸治疗

（1）治疗原则　通谷道，调气血。

（2）选穴　臂内前穴（TBnq，双侧），拇子穴（TMz，双侧），手背二环4穴（TSBh2-4，

NOTE

双侧），腹三环6、12穴（RFh3-6、12），前上桩（DQsz，双侧），内下桩（DNxz，双侧），足背一环7、8穴（DZBh1-7、8，双侧）。

（3）点灸方法　两天施灸1次，两周为1个疗程，可治疗3～5个疗程。

2. 中医穴位点灸治疗

（1）治疗原则　理气，和胃，止痛。

（2）选穴　中脘、下脘、胃俞、足三里、太冲。

（3）点灸方法　每天点灸1次或多次，10天为1个疗程。

【调摄与养护】注意饮食有节，养成良好的生活习惯；避免食用有刺激性的辛辣食物及生冷食物；保持心情愉快。

六、消化不良（东郎）[Dungxlangh]

消化不良是指谷道虚弱、饮食不当或虫毒内侵引起饮食停滞不化、气滞不行所形成的谷道疾病。症状常呈反复或持续性，其发病率相当高，临床可见于多种疾病。

西医学中由肠胃疾病或其他原因引起的消化不良、食欲不振等症，均可参考本病进行治疗。

【病因病机】壮医学认为，消化不良发生的原因主要是身体虚弱。

1. 先天禀赋不足，父母羸弱，孕期营养不良或早产等。

2. 后天过度劳作，正气与邪毒抗争，气血消耗过度而得不到补充，或人体本身受纳、运化、吸收功能不足而致虚。人体虚弱，谷道受纳、运化、吸收功能低弱，饮食水谷在谷道停滞不化，气滞不行。

3. 若是婴幼儿，如乳食不节，喂养不当，乱投杂食，或恣意投其所好，养成偏食习惯，损伤谷道，或过食肥甘厚味、生冷不洁之品，以致虫毒入侵，寒毒、湿毒、热毒内生，均可损伤谷道，使谷道受纳、运化、吸收功能低弱，饮食停滞不化，气滞不行。

【诊断】

1. 脘腹胀满、胃痛、不思饮食、食而不化，或饮食无味、拒进饮食。

2. 可伴有嗳腐吞酸或吐不消化食物，吐食或矢气后痛减。

【治疗】

1. 壮医穴位点灸治疗

（1）治疗原则　调谷道，祛食毒。

（2）选穴　拇子穴（TMz，双侧），臂上穴（TBs，双侧），手心二环1、11、12穴（TSXh2-1、11、12，双侧），腹三环6、12穴（RFh3-6、12），前上桩（DQsz，双侧），足背二环5、6穴（DZBh2-5、6，双侧）。

（3）随症配穴　伴有胃痛加臂内前穴（TBnq，双侧），腹二环3、6、9、12穴（RFh2-3、6、9、12）。

（4）点灸方法　每天点灸1次，中病即止。

2. 中医穴位点灸治疗

（1）治疗原则　健运脾胃，消食导滞。

（2）选穴　中脘、下脘、璇玑、脾俞、胃俞、足三里、天枢、内关。

NOTE

（3）*随症配穴* 肝气犯胃者，加行间、太冲、阳陵泉。

（4）*点灸方法* 每天点灸1～2次，7天为1个疗程。

【调摄与养护】在日常生活中要养成良好的生活习惯和合理的饮食规律，避免食用有刺激性的辛辣食物及生冷食物，保持良好情绪。

七、泄泻（屙泄）[Oksiq]

泄泻是指大便次数增多，粪便稀薄或溏软而不成条，或稀薄如水样的一种病症。其病因有感受外邪、饮食所伤、情志不调、禀赋不足及久病脏腑气血虚弱等，主要病机是谷道主要枢纽脾功能减退，脾胃运化功能失调，肠道分清泌浊、传导功能失司，是临床常见疾病。

西医学中由急性肠炎、慢性肠炎、肠结核、消化不良、胃肠功能紊乱等疾病所致以腹泻为主要表现者，均可参考本病进行治疗。

【病因病机】壮医学认为，泄泻的主要病变在于"咪胴"（胃）和"咪虽"（肠）。其主要发病机理如下：

1. 感受邪毒、饮食所伤及谷道脏腑虚弱等，邪毒（包括风毒、热毒、寒毒、湿毒等）从口鼻而入侵犯人体谷道，邪正交争，引起谷道脏腑功能障碍，气机阻滞，天、地、人三气不能同步，水谷不化，夹杂而下致泄泻。若饮食过量，过食肥甘之品，或误食不洁之物，多食生冷、辛辣等食物，皆可损伤谷道"咪胴"（胃）、"咪虽"（肠），使谷道运化功能障碍，气机阻滞，天、地、人三气不能同步，以致水谷不化，夹杂而下导致泄泻。

2. 长期饮食失调，劳倦内伤，情志不舒，久病缠绵；或父母羸弱，孕妇营养不良、早产等致先天禀赋不足；或其他脏腑病变，导致谷道受纳、运化、吸收功能障碍，气机阻滞，天、地、人三气不能同步，水谷不化，夹杂而下导致泄泻。

【诊断】

1. 以大便粪质清稀为诊断的主要依据，或大便次数增多，大便或清稀，或如水样，或夹杂糜谷，或如溏泥。

2. 常先有腹胀腹痛，旋即泄泻。腹痛常与肠鸣同时存在。暴泻起病急，泻下急迫而量多，久泻起病缓，泻下势缓而量少，且有反复发作史。

【治疗】

1. 壮医穴位点灸治疗

（1）*治疗原则* 调气补虚，固涩谷道。

（2）*选穴* 手背中穴（TSbz，双侧），手心三环1、2、11、12穴（TSXh3-1、2、11、12，双侧），腹三环6、12穴（RFh3-6、12），前上桩（DQsz，双侧），足背一环6穴（DZBh1-6，双侧），足背二环9穴（DZBh2-9，双侧）。

（3）*点灸方法* 每天施灸1次，必要时可多次施灸，中病即止。

2. 中医穴位点灸治疗

（1）*治疗原则* 健脾止泻。

（2）*选穴* 中脘、天枢、上巨虚、阴陵泉、足三里、脾俞。

（3）*随症配穴* 胸闷呕吐者加内关，滑泄者加命门、大肠俞、三阴交。

（4）*点灸方法* 每天施灸1次，必要时可多次施灸。

NOTE

【调摄与养护】

1. 对严重失水或由恶性病变所引起的泄泻要进行综合性治疗。

2. 饮食宜清淡，忌油腻刺激类食物。

八、便秘（屙意卡）[Okhaexgaz]

便秘指谷道传导失常导致大便秘结不通，排便周期延长，或周期不长，但粪质干结，排出艰难，或欲大便而艰涩不畅的一种病症。便秘是临床上的常见症状，可见于多种疾病。

西医学中由功能性便秘、肠道激惹综合征、直肠及肛门疾病所致的便秘及药物性便秘等症状，均可参考本病进行治疗。

【病因病机】壮医学认为，便秘的病因较复杂，主要由热结、气滞、寒凝、气血阴阳亏虚等引起三道两路不通而致。

1. 由于邪毒（热毒、火毒等）从口鼻侵入，或饮食不当，过食煎炒、辛辣厚味，恣饮酒浆，以致热毒内生，谷道积热，耗伤津液，或于热病后热毒内传谷道，耗伤津液，大便失润干结，难以排出。

2. 忧思过度、情志不舒、三道气机不畅可致腑气郁滞，阻滞谷道，使谷道通降失常而大便难以排出。

3. 若劳倦太过，病后、产后气血不足，谷道受纳、运化、传导无力，引起津液干枯，大肠失调，大便难以排出；或年高体弱，阴虚气衰，则排便无力；或阴寒凝固，阳气不通，津液不利，谷道艰涩，大便失润干结，难以排出。

【诊断】

1. 以大便秘结不通，排便周期延长，或周期不长，但粪质干结，排出艰难，或欲大便而艰涩不畅为主。

2. 可伴有肚痛、肚胀、嗳气、不思饮食等症状。

3. 可有反复发作史。

【治疗】

1. 壮医穴位点灸治疗

（1）治疗原则　畅通谷道，祛滞排便。

（2）选穴　臂前穴（TBq，双侧），臂中穴（TBz，双侧），腹一环 4、8 穴（RFh1–4、8），腹四环 2、10 穴（RFh4–2、10），足背二环 6、8 穴（DZBh2–6、8，双侧）。

（3）随症配穴　阴虚引起的大便干结加踝后穴（DHh，双侧）；便秘严重加里内庭穴（DLnt，双侧）。

（4）点灸方法　两天施灸 1 次，两周为 1 个疗程，可治疗 2 ～ 4 个疗程。

2. 中医穴位点灸治疗

（1）治疗原则　疏通腑气，行滞通便。

（2）选穴　神门、神阙、中脘、下脘、气海、关元。

（3）随症配穴　效果不显时加灸足三里、大肠俞。

（4）点灸方法　每天施灸 1 次，两周为 1 个疗程，可治疗 2 ～ 4 个疗程。

NOTE

【调摄与养护】治疗后教会患者每天早晚顺时针方向按揉腹部各 1 次，每次 3 ～ 5 分钟；

平时应坚持功能锻炼，饮食宜清淡，多食新鲜蔬菜水果，忌辛辣及油炸煎炒食品，起居有时，养成定时排便的习惯。

九、眩晕（兰奔）[Ranzbaenq]

眩晕是由于风、痰、虚、瘀引起“巧坞”（大脑）失养，出现以头晕眼花、视物旋转为主症的一类病症。轻者闭目可止，重者如坐车船，旋转不定，不能站立，更甚者可突然仆倒，可伴有恶心、呕吐、汗出、面色苍白等症状。壮族民间称为头晕旋转。

西医学的高血压、低血压、梅尼埃病、椎基底动脉供血不足、脑动脉硬化症等所致的以头晕为主症者，可参考本病进行治疗。

【病因病机】壮医学认为，眩晕的发生主要有以下几个方面的原因。

1. 情志不遂　由于长期情志失调、忧郁恼怒、气机不畅、两路不通、火毒内生，上扰“巧坞”（大脑）而为病。

2. 病后体虚　久病体虚，脾胃虚弱；或失血之后，耗伤气血；或饮食不节，忧思劳倦，均可致气血两虚，气血不足，不能上养“巧坞”（大脑），“巧坞”（大脑）失养，天、地、人三气不能同步，亦可发生眩晕。

3. 饮食不节　饥饿劳倦，饮食不节，过食辛辣炙煿、肥甘厚味食物，损伤谷道，使痰毒、火毒内生，上冲“巧坞”（大脑），天、地、人三气不能同步而致。

【诊断】

1. 以头晕眼花，轻者闭目即止，重者如坐舟车，旋转不定，不能站立为主要症状。
2. 可兼有恶心、呕吐、汗出、胸闷、心悸、耳鸣、头晕等症状。
3. 多为慢性起病，逐渐加重，或反复发作。

【治疗】

1. 壮医穴位点灸治疗

（1）治疗原则　调气、补虚、养血。

（2）选穴　天宫穴（TTg），太阳穴（TTy，双侧），月亮穴（TYl，双侧），口环5、7穴（TKh-5、7），臂内前穴（TBnq，双侧），手背二环8、10穴（TSBh2-8、10，双侧），足背二环3、4穴（DZBh2-3、4，双侧）。

（3）随症配穴　高血压引起的眩晕加足背一环7、8穴（DZBh1-7、8，双侧）。

（4）点灸方法　用轻、中手法点灸，两天施灸1次，两周为1个疗程，可治疗2～4个疗程。

2. 中医穴位点灸治疗

（1）治疗原则　通络清窍。

（2）选穴　攒竹、百会、四神聪、风池、太阳。

（3）随症配穴　伴胸闷呕吐者，加天突、内关、足三里；高血压者，加关元、曲池、足三里；气血不足者，加脾俞、足三里、气海；肝阳上亢者，加风池、肝俞、肾俞、行间、侠溪；痰浊内阻者，加丰隆、中脘、内关、解溪、头维。

（4）点灸方法　每天施灸1次，10天为1个疗程。

【调摄与养护】注意调情逸致，尽量保持心情舒畅，忌辛辣及烟酒刺激；病发作时宜闭目

NOTE

休息或平卧，保持安静；保持睡眠充足，注意劳逸结合。

十、不寐（年闹诺）[Ninznaundaek]

不寐是指经常不能获得正常睡眠的一种疾病，临床病情轻重不一，轻者主要表现为入睡困难，或睡中易醒，或醒后不能再睡；重者彻夜难眠，常伴有神疲乏力、头晕头痛、健忘或心神不宁等。本症临床较常见，多因情志失调、久病体弱、饮食不节、劳逸失度等引起。

西医学的神经衰弱综合征、抑郁症、更年期综合征等疾病以不寐为主症，可参考本病进行治疗。

【病因病机】壮医学认为，不寐发生的原因主要有以下几个方面。

1. 情志失调，思虑过度，恼怒太过，情志不舒，致体内脏腑气机郁滞，阴阳失调，天、地、人三气不能同步。

2. 先天禀赋不足，后天失养，或房劳过度、肾精亏损，或劳累太过，大病之后失于调理，致气血不足，阴阳失调，天、地、人三气不能同步。

3. 饮食不节，过饥过饱，或过食辛辣、生冷、油腻食物，热毒、痰毒等邪毒内生，气机不畅，胃气不和，致阴阳失调，天、地、人三气不能同步。

【诊断】

1. 以久久不能入睡为主症，轻者入寐困难，或寐而易醒，醒后不寐，重者彻夜难眠。
2. 常伴有心悸、头晕、健忘、多梦、心烦等。
3. 常有饮食不节、情志失常、劳倦、思虑过度、病后体虚等病史。

【治疗】

1. 壮医穴位点灸治疗

（1）*治疗原则* 平衡气血，调和阴阳。

（2）*选穴* 天宫穴（TTg），耳环 5 穴（TEh-5，双侧），安眠三穴（TAms），手心三环 6 穴（TSXh3-6，双侧），臂内前穴（TBnq，双侧），内下桩（DNxz，双侧）。

（3）*随症配穴* 严重失眠、夜不能寐伴精神恍惚者加面环 12 穴（TMh-12），膝二环 6 穴（DXh2-6，双侧），足背一环 7、8 穴（DZBh1-7、8，双侧）。

（4）*点灸方法* 每天施灸 1 次，两周为 1 个疗程。

2. 中医穴位点灸治疗

（1）*治疗原则* 平衡阴阳，宁心安神。

（2）*选穴* 攒竹、神门、三阴交、四神聪、百会、风池。

（3）*随症配穴* 心脾亏损者，加心俞、厥阴俞、脾俞；心肾不交者，加心俞、肾俞、太溪；心胆虚怯者，加心俞、胆俞、大陵、丘墟；肝阳上扰者，加肝俞、间使、太冲；脾胃不和者，加胃俞、足三里；伴头晕头痛者，加百会；伴心悸怔忡者，加中冲、劳宫、内关（或间使、郄门）、百会、膻中。

（4）*点灸方法* 每天施灸 1 次，10 天为 1 个疗程。

【调摄与养护】注意调情逸致，尽量保持心情舒畅，忌辛辣及烟酒刺激，适当进行运动锻炼。

NOTE

十一、头痛（巧尹）[Gyouj in]

头痛是指由于外感或内伤致“巧坞”（大脑）不利而引起的以自觉头部疼痛为主症的一种病症。头痛是常见的自觉症状，可单独出现，亦可见于多种急慢性疾病，可见整个头部疼痛或头的前部、后部、偏侧部疼痛。

西医学的高血压性头痛、偏头痛、血管神经性头痛、紧张性头痛等，可参考本病进行治疗。

【病因病机】

1. 起居不慎，感受风、寒、湿、热之邪，邪气上犯巅顶，侵扰“巧坞”（大脑），致“巧坞”（大脑）网络不通而发病。

2. 忧郁恼怒、情志不遂，干扰“巧坞”（大脑）而发病。

3. 饮食劳倦、饮食所伤、劳逸失度，致脾失健运、痰毒内生，龙路、火路不通，“巧坞”（大脑）痹阻而发头痛。

4. 先天不足，或病后、产后、失血之后营血亏损，“巧坞”（大脑）失养而发病。

【诊断】

1. 以头痛为主症，头痛部位可在前额、额颞、巅顶、枕项，可一侧或两侧或全头痛。

2. 疼痛性质可为剧痛、隐痛、胀痛、灼痛、跳痛等。

3. 多有起居不慎，感受风邪，或饮食、劳倦，病后体虚等病史。

【治疗】

1. 壮医穴位点灸治疗

（1）*治疗原则*　调气补虚，通路止痛。

（2）*选穴*　天宫穴（TTg），山前门穴（TSqm，双侧），耳峰穴（TEf，双侧），山脚穴（TSj，双侧），手背二环 2、5 穴（TSBh2-2、5），外上桩（DWsz，双侧），内下杆（DNsg，双侧），土坡穴（DTp，双侧）。

（3）*随症配穴*　头痛严重者加天二环 3、6、9、12 穴（TTh2-3、6、9、12），前下桩（DQxz，双侧），足背一环 4、8 穴（DZBh1-4、8，双侧）。

（4）*点灸方法*　每天施灸 1 次，两周为 1 个疗程，可治疗 2 ～ 4 个疗程。

2. 中医穴位点灸治疗

（1）*治疗原则*　通络止痛。

（2）*选穴*　四神聪、攒竹、头维、百会、上星、风池、内关、阿是穴。

（3）*点灸方法*　每天点灸 1 次，或 2 ～ 3 次。

【调摄与养护】注意调情逸致，尽量保持心情舒畅，忌辛辣及烟酒刺激；适当运动锻炼；剧烈头痛者宜卧床休息。

十二、面瘫（哪呷）[Najgyad]

面瘫，即面神经麻痹，是以一侧口眼㖞斜、语言不清、口角流涎等为主要表现的病症。多由于风寒毒气侵袭，“龙路”“火路”气机阻滞，气血失衡而导致。本病可发生于任何年龄，一年四季均可发病，尤以冬、夏季发病较多，发病急速，常以一侧面部发病为多见。每在睡觉醒

NOTE

来时，发现一侧或两侧面部板滞、麻木、松弛，不能做蹙额、皱眉、闭唇、鼓颊等动作，口角向健侧㖞斜，病侧露睛流泪，额纹消失，鼻唇沟平坦。

西医学的周围性面神经麻痹可参考本病进行治疗。

【病因病机】壮医学认为，面神经麻痹的发生主要为风寒毒邪内侵，壅滞面部“火路”，使“火路”不通，阻滞了“三道”“两路”，气血失衡；或体虚亡血、阴血亏虚、龙脉不充、筋脉失养、筋肌纵缓不收而发病。

【诊断】

1. 以眼睛不能充分闭合、口角流涎、口眼㖞斜等为主要症状。

2. 临床可见患侧额纹变浅或消失、眼裂增大、流眼泪、笑时口角向健侧牵引偏斜、患侧不能鼓腮或吹气；可出现患侧舌前 2/3 味觉减退或消失、听觉过敏、面部疼痛麻木、耳鸣等症状。

【治疗】

1. 壮医穴位点灸治疗

（1）*治疗原则*　祛风毒，散寒毒，通“两路”。

（2）*选穴*　面环 4、8 穴（TMh–4、8），耳环 5、6、7、10 穴（TEh–5、6、7、10），手背一环 4、5 穴（TSBh1–4、5），右侧内三杆（DNSg，右侧），左侧内上桩（DNsz，左侧），足背一环 6、7 穴（DZBh1–6、7，双侧）。

（3）*随症配穴*　面瘫严重，面部疼痛，口眼㖞斜不能闭合者加面骨穴（TMg），手背二环 4、6 穴（TSBh2–4、6）。

（4）*点灸方法*　每天施灸 1 次，两周为 1 个疗程，可治疗 2 ～ 4 个疗程。

2. 中医穴位点灸治疗

（1）*治疗原则*　祛风通痹，调和气血。

（2）*选穴*　天牖、角孙、手三里、地仓、迎香、下关、新会、颊车。

（3）*点灸方法*　每天施灸 1 ～ 2 次，两周为 1 个疗程，可治疗 2 ～ 4 个疗程。

【调摄与养护】注意防寒保暖，尽量保持心情舒畅，忌辛辣及烟酒刺激；适当进行运动和功能锻炼。

十三、肢体麻木（麻抹）[Ndangnaet]

肢体麻木是指由各种原因引起的肢体对外界的刺激反应迟钝、感觉丧失、功能异常、肢体活动不灵活甚至丧失肢体活动能力等，临床主要表现为躯干或四肢局部麻木、不知冷热、不知痛痒的病症。

本病属于中医的肢体麻木、感觉异常等范畴，相当于西医的各种原因引起的肢体麻木、感觉异常等。

【病因病机】

1. 体内阴盛阳衰或阳盛阴衰，或喜怒太过、情志不舒，脏腑功能失调、气机不畅，阻滞龙路或火路，天、地、人三气不能同步。

2. 寒毒、风毒、痧毒、湿毒、热毒等邪毒入侵体内，或饮食不当，湿毒、热毒内生，引起机体气机郁滞，阻滞龙路或火路，影响火路或龙路的功能，使人体内天、地、人三气不能

NOTE

同步。

3. 身体虚弱，或劳累过度、饮食不节、药物攻伐太过造成身体气血不足，气行不畅，阻滞火路或龙路，影响火路或龙路的功能，从而削弱了人体对外界信息的感知、适应能力。

【诊断】以躯干或四肢局部麻木、不知冷热、不知痛痒为主要症状。

【治疗】

1. 壮医穴位点灸治疗

（1）*治疗原则*　调气补虚，通调两路。

（2）*选穴*　依照“麻络央”和“以灶为穴”的取穴原则，在麻木肢体部位的中点或病灶部位选取一组穴位。如上肢麻木：肩环10穴（TJh-10，患侧），肩中穴（TJz，患侧），臂三穴（TBSx，患侧），臂平穴（TBp，患侧），鹰嘴环5、7、12穴（TYZh-5、7、12，患侧），手背一环1、2、3穴（TSBh1-1、2、3，双侧）；下肢麻木：足背一环1、4、7、8穴（DZBh1-1、4、7、8，患侧），内三杆（DNSg，患侧），前三杆（DQSg，患侧）或后三杆（DHSg，患侧）。

（3）*点灸方法*　每两天施灸1次，两周为1个疗程，可治疗2～4个疗程。

2. 中医穴位点灸治疗

（1）*治疗原则*　调气、行血、通络。

（2）*选穴*　印堂、百会、四神聪、脑户、脑空、头维、风池。

（3）*随症配穴*　上肢麻木可取肩髃、曲池、小海、手三里、外关、合谷；下肢麻木可取环跳、血海、阳陵泉、足三里、委中、承山、昆仑。

（4）*点灸方法*　每天点灸1次，疗程视具体情况而定。

【调摄与养护】注意防寒保暖，尽量保持心情舒畅，忌辛辣及烟酒刺激；适当进行运动和功能锻炼。

十四、虚劳（涸耐）[Hawnaiq]

虚劳是由于脏腑亏损、元气虚弱而致三道两路不通，天、地、人三气不能同步而产生的多种慢性病症的总称。凡禀赋不足，后天失调，病久失养，积劳内伤，久虚不复而表现为各种亏损证候者，都属于本病范畴。

西医学的各种慢性消耗性疾病、营养不良、贫血、自身免疫功能低下等疾病，当出现虚劳症状时，可参照本病进行治疗。

【病因病机】壮医学认为，虚劳主要由以下几个方面引起：

1. 先天禀赋不足，孕期营养不良，或早产，或出生后喂养不当，营养不良，导致气血生成匮乏而致。

2. 后天劳作太过，经常熬夜，导致精气亏耗，身体虚弱，或患慢性病，经久不愈，气血损耗过多。

3. 饮食不节，生活不节制，情志失调，损伤谷道，使谷道消化吸收功能下降，导致气血不足而发病。

【诊断】虚劳的临床表现视其气虚、血虚、阴虚、阳虚而有不同表现。

1. 多见神疲乏力，心悸气短，面色无华，自汗盗汗，或五心烦热，或畏寒肢冷等。

NOTE

2. 具有慢性消耗性疾病病史，有长期脏腑功能衰退等表现。

3. 排除其他内科疾病中的虚证。

【治疗】

1. 壮医穴位点灸治疗

（1）治疗原则　调气通路，养血补虚。

（2）选穴　天宫穴（TTg），鼻环5、7穴（TBh–5、7），手背一环9、11穴（TSBh1–9、11，双侧），腹三环6穴（RFh3–6），腹五环6穴（RFh5–6），前上桩（DQsz，双侧），内下桩（DNxz，双侧）。

（3）点灸方法　两天施灸1次，4周为1个疗程，可治疗2～4个疗程。

2. 中医穴位点灸治疗

（1）治疗原则　培补元气，养脾益肾。

（2）选穴　气海、关元、足三里、脾俞、中极、命门。

（3）点灸方法　每天施灸1～2次，疗程视具体病情而定。

【调摄与养护】消除引起虚劳的各种病因；注意防寒保暖，尽量保持心情舒畅，调节饮食起居，避免劳累，忌辛辣及烟酒刺激；适当进行运动和功能锻炼。

十五、消渴（屙幽甜）[Oknyouhdiemz]

消渴是指以口渴引饮、多食善饥、尿多、消瘦、尿有甜味为主症的一种疾病。多发于中年人，嗜食肥甘厚味、辛辣炙煿之人易患该病。若青少年罹患此病，则往往病情较重。

西医学的糖尿病、尿崩症、精神性多饮多尿症，可参考本病进行治疗。

【病因病机】壮医学认为，消渴多由禀赋不足、阴津亏损、燥热偏胜所致。其主要发病机理如下：

1. 由于长期饮食不节，过食肥甘、厚味、煎炒、辛辣等食物，过量饮酒等，影响“谷道”的受纳、消化、吸收功能，湿毒、热毒内生，积热内蕴，化燥伤津而引发本病。

2. 长期精神刺激、喜怒失常、情志失调，以致体内“谷道”“水道”“气道”气机运行不畅，郁结日久而生热毒，灼伤“气道”“谷道”的阴津而致本病。

3. 由于平时身体虚弱，复因房事不节，劳欲过度，耗损阴津，阴虚火旺，灼伤“气道”“谷道”“水道”的阴津，使津液不足而致本病。

【诊断】

1. 以多饮、多尿、多食、消瘦、尿有甜味为主要症状。

2. 有的患者“三多”症状不显著，但若中年之后发病，且嗜食膏粱厚味，形体肥胖，以及病久伴发水肿、眩晕、雀目、痈疽等病症，可考虑患消渴的可能。

3. 本病的发生与先天禀赋不足密切相关，故消渴的家族史可供诊断参考。

【治疗】

1. 壮医穴位点灸治疗

（1）治疗原则　调气补虚，均衡气血。

（2）选穴　腹三环6穴（RFh3–6），腹五环6穴（RFh5–6），前上桩（DQsz，双侧），内上桩（DNsz，双侧），膝二环10穴（DXh2–10，双侧），内下桩（DNxz，双侧），足背一环7、

NOTE

8穴（DZBh1-7、8，双侧）。

（3）点灸方法　两天施灸1次，4周为1个疗程，可治疗2～4个疗程。

2. 中医穴位点灸治疗

（1）治疗原则　培补元气，养脾益肾。

（2）选穴　脾俞、足三里、膈俞、胰俞、三阴交。

（3）随症配穴　多食易饥加胃俞、丰隆；多饮烦渴加肺俞、意舍、承浆；多尿加肾俞、关元、复溜。

（4）点灸方法　每天施灸1次，10次为1个疗程。

【调摄与养护】注意防寒保暖，尽量保持心情舒畅，饮食有节，少吃多餐，忌辛辣及烟酒刺激；适当进行运动和功能锻炼。

十六、瘿病（苯埃）[Baenzai]

瘿病是以颈前喉结两侧肿大结块、不痛不溃、缠绵难消为特点的一种疾病。

西医学中单纯性甲状腺肿、甲状腺功能亢进、甲状腺炎、甲状腺癌等以甲状腺肿大为主要表现的疾病，可参考本病进行治疗。

【病因病机】壮医学认为，瘿病主要由3个方面原因引起。

1. 长期精神紧张、情志失调、心情抑郁，导致气道不畅，气滞血瘀于颈前而致。

2. 平素身体虚弱，感受风毒、寒毒、热毒等邪气，邪毒乘虚而入，结聚于颈前，阻碍龙路、火路运行，导致气血运行不畅，天、地、人三气不能同步而致。

3. 平素谷道虚弱，饮食不节，过食肥甘、厚味之品，影响谷道功能，聚痰于颈前而致。

【诊断】

1. 以颈前喉结两旁一侧或双侧的结块肿大为主要症状。

2. 多见于女性，常有饮食不节、情志不畅等病因，或发病有一定地区性。

【治疗】

1. 壮医穴位点灸治疗

（1）治疗原则　祛湿散结，调气补虚。

（2）选穴　肩中穴（TJz，双侧），鹰嘴环12穴（TYZh-12，双侧），右侧内三杆（DNSg，右侧），左侧内上桩（DNsz，左侧），外三桩（DWSz，双侧），足背一环7、8穴（DZBh1-7、8，双侧），局部梅花穴。

（3）点灸方法　两天施灸1次，4周为1个疗程，可治疗3～6个疗程。

2. 中医穴位点灸治疗

（1）治疗原则　调畅气机，化痰祛瘀散结。

（2）选穴　阿是穴、膻中、劳宫、鱼腰、足三里、肾俞、神门。

（3）点灸方法　每天施灸1次，20天为1个疗程。

【调摄与养护】注意防寒保暖，尽量保持心情舒畅，饮食有节，少饮茶、喝咖啡，忌辛辣及烟酒刺激；如出现压迫症状时可考虑手术治疗。

NOTE

第二节 外科疾病

一、乳癖（乳腺增生）（嗜缶）[Cij foeg]

乳癖是妇女乳房常见的慢性肿块，是乳房结构不良，乳腺疾病的早期病变。临床以乳房疼痛、肿块为主要特点，因乳腺上皮和纤维组织增生引起，常与月经周期及情绪变化有关。好发于青、中年妇女，常有经前期乳痛病史，疼痛及局部触痛为周期性，每因喜怒等情绪变化而消长，常在月经前期加重，月经后缓解或消失；也有整个月经周期持续性疼痛；还有部分患者无症状，仅在体检时或无意中发现肿块而就医。病变多为单侧，累及双侧者较少，扪诊可触到坚韧的圆形肿块，大小不等，活动度好，但多数边缘不清楚，仅触及扁平、颗粒样、密度增加的区域，月经后也不消失，病变好发于乳腺外上部。

西医学的乳腺小叶增生、乳房囊性增生、乳房纤维瘤等疾病，可参照本病进行治疗。

【病因病机】壮医学认为，本病是由于“咪叠”（肝）气郁结，气机阻滞，蕴结于乳房，或气郁日久化热，灼津为痰，痰凝血瘀，或冲任失调，气滞血瘀，三道两路不通，天、地、人三气不能同步，郁结于乳房而发病。

【诊断】

1. 以单侧或双侧乳房发生单个或多个大小不等的肿块，胀痛或压痛，表面光滑，边界清楚，推之可动，增长缓慢，质地坚韧或呈囊性感为主要表现。

2. 乳房可有胀痛或刺痛，每随喜怒而消长，月经前加重，月经后缓解。

【治疗】

1. 壮医穴位点灸治疗

（1）治疗原则　通道养路，调气散结。

（2）选穴　依照“以灶为穴”的取穴原则，在乳房肿块处局部选取一组梅花穴，右侧内三杆（DNSg，右侧），左侧内上桩（DNsz，左侧），前下桩（DQxz，双侧），足背一环4、5穴（DZBh1-4、5，双侧）。

（3）随症配穴　乳腺增生在内侧部或乳房内侧部疼痛加足背一环7、8穴（DZBh1-7、8，双侧）；乳腺增生在外侧部或乳房外侧部疼痛加足背二环5穴（DZBh2-5，双侧）；伴有月经不调加腹三环6穴（RFh3-6）、腹四环6穴（RFh4-6）。

（4）点灸方法　每周施灸3次，4周为1个疗程，可治疗3～6个疗程。

2. 中医穴位点灸治疗

（1）治疗原则　调理冲任，理气散结。

（2）选穴　阿是穴、关元、膻中、鹰窗。

（3）随症配穴　胀痛者加丰隆，刺痛者加膈俞；伴胸胁痛者加太冲。

（4）点灸方法　两天施灸1次。第1个疗程于月经来潮前10天开始施灸，每天1次，连续灸9天；第2个疗程于第2个月月经来潮前8天开始施灸，每天1次，连续灸7天；第3个疗程于第3个月月经来潮前6天开始施灸，每天1次，连续灸5天。

NOTE

【调摄与养护】 嘱患者每天早晚轻揉患侧乳房各 1 次，每次 10 分钟左右；注意防寒保暖，调情逸致，保持心情舒畅，饮食有节。

二、乳痈（呗嘻）[Baezcij]

乳痈是以乳房红肿疼痛为主要特征，好发于 3 ～ 4 周内的初产妇，乳头破碎或乳汁郁滞者更易发生。乳痈即现代医学的急性乳腺炎，多发生于产后哺乳的妇女，尤以初产妇多见。发病初期，乳房疼痛，炎症部位红肿变硬，并有触痛，后期形成脓肿，最后可穿破皮肤而流脓，可伴有全身发热等症状。

【病因病机】 壮医学认为，乳痈的发生多因为恣食厚味，胃中积热；或忧思恼怒，肝气郁结；或乳头破裂，邪毒侵入，致使乳房脉络阻塞，排乳不畅；或湿热毒内蕴，乳房龙路、火路不通，热毒瘀积，与积乳互凝从而结肿成痈。

【诊断】

1. 以乳房部结块、肿胀疼痛，伴全身发热，溃后脓出稠厚为主要症状。

2. 多发于产后尚未满月的哺乳妇女，尤以乳头破碎或乳汁郁滞者多见。

【治疗】

1. 壮医穴位点灸治疗

（1）*治疗原则*　调气解毒，通两路。

（2）*选穴*　依照“以灶为穴”的取穴原则，在乳房红肿处局部选取一组梅花穴，鹰嘴环 12 穴（TYZh-12，双侧），臂上穴（TBs，双侧），右侧内三杆（DNSg，右侧），左侧内上桩（DNsz，左侧），足背二环 6 穴（DZBh2-6，双侧）。

（3）*随症配穴*　乳痈在内侧部或乳房内侧部疼痛加足背一环 7、8 穴（DZBh1-7、8，双侧）；乳痈在外侧部或乳房外侧部疼痛加足背二环 5 穴（DZBh2-5，双侧）。

（4）*点灸方法*　每天施灸 1 次，连续治疗 5 ～ 7 天。

2. 中医穴位点灸治疗

（1）*治疗原则*　清热散结。

（2）*选穴*　阿是穴、气海、关元、期门、行间、曲池、手三里。

（3）*点灸方法*　每天施灸 1 次，连续灸 5 ～ 7 天。

【调摄与养护】

1. 治疗前或后，可用湿热毛巾外敷整个乳房，以缓解乳房胀痛，热敷后，乳头变软，可吸出一些乳汁，加快胀痛缓解。

2. 及早治疗，注意饮食搭配及哺乳卫生。

3. 注意防寒保暖，调情逸致，保持心情舒畅。

三、胁痛（日胴尹）[Rikdungx in]

胁痛是以一侧或两侧胁肋部疼痛为主要症状，由于邪毒入侵，或情志失调，或气虚体弱，胁部龙路、火路阻滞不通而产生胁部疼痛的一种疾病，可表现为胁肋胀痛，或灼痛，或绞痛，或钝痛，或隐痛。

西医学的肋间神经痛、肺炎、急性胆囊炎、慢性胆囊炎、急性肝炎、慢性肝炎、胆管胆囊

NOTE

结石等引起胁痛者，可参考本病进行治疗。

【病因病机】胁痛多由于情志不舒、素体虚弱、邪毒入侵、饮食不节等引起。其主要发病机理如下：

1. 情志失调，悲哀恼怒，致气机郁滞、血行不畅，胁部龙路或火路阻滞不通而发病。

2. 素体虚弱、禀赋不足或劳欲过度，致脏腑功能失调，胁部龙路或火路阻滞不通而发病。

3. 风毒、寒毒、湿毒、热毒等邪毒入侵，停滞于胁肋之间，引起胁肋中龙路运行受阻，龙路瘀血阻滞，使天、地、人三气不能同步而引起疼痛。

4. 饮食不节，嗜食肥甘食物，积湿生热，血行不畅，胁部龙路或火路阻滞不通而发病。

【诊断】

1. 以一侧或两侧胁肋部疼痛为主要症状。

2. 疼痛性质为或胀痛，或刺痛，或隐痛，或灼痛，或钝痛；疼痛可阵发或持续。

3. 可伴有情绪不宁、烦躁不安、胸胁满闷等症状。

4. 有反复发作病史。

【治疗】

1. 壮医穴位点灸治疗

（1）*治疗原则*　调气祛毒。

（2）*选穴*　耳环4、5穴（TEh-4、5，双侧），右侧内三杆（DNSg，右侧），左侧内上桩（DNsz，左侧），内下杆（DNxg，双侧），前三杆（DQSg，双侧），足背一环6、7穴（DZBh1-6、7，双侧），双侧减压区各选一组梅花穴。

（3）*点灸方法*　两天施灸1次，两周为1个疗程，可治疗2～3个疗程。

2. 中医穴位点灸治疗

（1）*治疗原则*　理气通痹止痛。

（2）*选穴*　膻中、阿是穴、屋翳、期门、支沟、行间、内关、神门、阳陵泉。

（3）*随症配穴*　气滞加肝俞、胆俞、百会、气海；血瘀加血海、气海、三阴交、通里、局部梅花穴；风热壅肺加肺俞、大椎、曲池、合谷、大杼、丰隆；肝胆湿热加肝俞、胆俞、里内庭、涌泉、通里；胸阳阻痹加心俞、百会、四神聪、肺俞、关元、足三里、脑户、脑空、身柱；阴虚内热加百会、肾俞、三阴交、足三里、关元。

（4）*点灸方法*　每天点灸1～2次。

【调摄与养护】调情逸致，保持心情舒畅，避免急躁易怒等不良情绪；饮食清淡，忌肥甘厚味。

四、腰痛（核尹）[Hwet in]

腰痛是由于龙路或火路阻滞不通而引起的以腰部的一侧或两侧疼痛为主症的一种疾病。

西医学中的腰肌劳损、腰椎骨质增生、腰椎间盘脱出、肥大性脊柱炎、腰骶关节错位或紊乱、强直性脊柱炎等以腰部疼痛为主的疾病，可参考本病进行治疗。

【病因病机】本病的发生由体虚、跌仆外伤、外感邪毒等引起。

1. 体虚气弱，气血运行不畅，腰部的龙路或火路阻滞，发为腰痛。

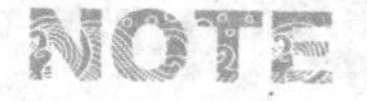

2. 跌仆损伤腰部，腰部的龙路或火路阻滞，瘀血停滞腰部而致腰痛。

3. 外邪侵入腰部，局部龙路、火路阻滞，发为腰痛。

【诊断】

1. 以腰部一侧或两侧疼痛为主要表现，疼痛表现为或刺痛，或绞痛，或隐痛，疼痛或阵作，或持续发作。

2. 腰椎可伴有局部压痛，劳累时加重，休息后缓解。

3. 一年四季皆可发病，尤以感受寒冷、炎热、潮湿，或气候骤变时易诱发。

4. 有感受寒湿、强力负重、跌仆闪挫及房劳等病史。

【治疗】

1. 壮医穴位点灸治疗

（1）治疗原则　调气祛毒，补虚止痛。

（2）选穴　手背一环10穴（TSBh1-10，双侧），手背二环2、5穴（TSBh2-2、5，双侧），腰一环3、9穴（RYh1-3、9），内三桩（DNSz，双侧），足背一环2、4、6穴（DZBh1-2、4、6，双侧）。

（3）随症配穴　腰痛严重，难以直腰者可加口环4、8穴（TKh-4、8），腰三环2、5、8、11穴（RYh3-2、5、8、11）。

（4）点灸方法　两天施灸1次，两周为1个疗程，可治疗2～4个疗程。

2. 中医穴位点灸治疗

（1）治疗原则　益肾壮腰止痛。

（2）选穴　人中、承山、肾俞、后溪、悬钟、阿是穴。

（3）点灸方法　每天点灸1～2次，疗程视具体情况而定。

【调摄与养护】

1. 勿强力举起或搬运重物，尽量避免跌仆闪挫，以免再次损伤。

2. 从事久立、久坐、久行等工作的人员，应注意休息，坚持做适宜的保健体操，以利于恢复腰部。

3. 注意摄生，节制房事，避免身心过劳；急性腰痛者要积极治疗，防止转为慢性腰痛。

五、落枕（笃绥）[Doekswiz]

落枕是指急性单纯性颈项强痛，活动受限的一种病症，又称“失枕”或“颈部伤筋”。本病多见于成年人，是临床常见的多发病。

西医学的颈肌劳损、颈部扭挫伤、颈椎退行性变等疾病引起的颈项强痛、功能障碍等，可参考本病进行治疗。

【病因病机】多因体质虚弱、劳累过度，或睡觉时头颈部位置不当，或枕头高低不适或太硬，或因颈部负重扭转，使颈部肌肉（如胸锁乳突肌、斜方肌、肩胛提肌等）过长时间维持在过度伸展位或紧张状态，引起颈部肌肉静力性损伤或痉挛，或因患者事先无准备，颈部突然扭转，致颈部肌肉扭伤，或因起居不当、严冬受寒、夏日贪凉、寒湿邪侵袭，使肌肉气血凝滞、经脉痹阻，或风寒毒邪侵袭项背，局部网络受损，气血不调，两路不通，天、地、人三气不能同步所致。

NOTE

【诊断】

1. 以早晨起床后，突然一侧颈项强直，头向患侧倾斜，一侧项背牵拉痛，活动受限，不能俯仰转侧为主要表现。

2. 可兼见颈部肌肉痉挛、强直、酸胀疼痛，并可向同侧肩背部及上臂扩散，局部压痛明显，或兼有头痛、怕冷等症状。

【治疗】

1. 壮医穴位点灸治疗

（1）*治疗原则*　调气止痛，通道养路。

（2）*选穴*　山脚穴（TSj，双侧），肩环 5、6 穴（TJh-5、6，双侧），手背二环 2、5 穴（TSBh2-2、5，双侧），内三桩（DNSz，双侧），地桩（DDz，双侧），后下桩（DHxz，双侧）。

（3）*点灸方法*　每天施灸 1 次，连续灸 3 天。

2. 中医穴位点灸治疗

（1）*治疗原则*　通调止痛。

（2）*选穴*　阿是穴、大椎、天柱、肩外俞、外劳宫、肩中俞、悬钟、后溪。

（3）*点灸方法*　每天施灸 1 次，连续灸 3 天。

【调摄与养护】

1. 注意保持正确的睡眠姿势，枕头高低适中；应及早治疗，发病当天治疗效果最佳。

2. 注意调情逸致，保持心情舒畅，避免急躁易怒等不良情绪；饮食有节，忌肥甘厚味。

六、颈椎病（活邀尹）[Hoziu in]

颈椎病又称“颈椎综合征”，指颈椎退行性变后引起的一组复杂的症候群，是中老年人的常见病、多发病。

【病因病机】本病多因风寒、外伤、劳损（落枕、长期姿势不良）等因素，导致颈椎退行性改变、增生，压迫或刺激神经根、脊髓、椎动脉、颈部交感神经等而出现的一组复杂的症候群。壮医学认为，本病多因机体正气虚损，外感风寒湿邪，筋骨劳倦，气血凝滞所致。

【诊断】

1. 以患者感觉颈肩部疼痛不适，颈项强直为主要表现。

2. 若神经根受压迫，则出现颈肩部疼痛，颈枕部痛；第五颈椎以下受压迫时可出现颈僵，活动受限，以及一侧或两侧颈、肩、臂放射痛，常伴有手指麻木，肢冷，上肢发沉无力，手中所持的器物常不由自主地坠落。

3. 若椎动脉受刺激和压迫时，常出现头晕、头痛、头昏、耳鸣等症状，多在头部转动时诱发并加重。

4. 若增生的颈椎压迫脊髓时，则出现四肢麻木、酸软无力，颈部发颤，肩臂发抖，严重者活动不便。

5. 压迫交感神经干时可出现头沉头晕，偏头痛，心慌，胸闷，肢冷，皮肤发凉，个别患者可有听觉、视觉异常。

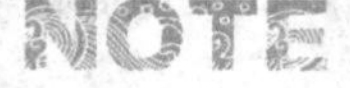

【治疗】

1. 壮医穴位点灸治疗

（1）治疗原则　调气祛毒，通路止痛。

（2）选穴　山脚穴（TSj，双侧），肩环5、6穴（TJh-5、6，双侧），手背一环3穴（TSBh1-3，双侧），手背二环2、5穴（TSBh2-2、5，双侧），内三桩（DNSz，双侧），足背一环7、8穴（DZBh1-7、8，双侧），后下桩（DHxz，双侧）。

（3）点灸方法　两天施灸1次，两周为1个疗程，可治疗2～4个疗程。

2. 中医穴位点灸治疗

（1）治疗原则　通调止痛。

（2）选穴　阿是穴、大椎、肩井、肩髃、肩外俞、外劳宫、肩中俞、悬钟、后溪。

（3）点灸方法　每天施灸1次，连续灸3天。

【调摄与养护】

1. 注意避免较长时间的伏案工作，工作1小时左右要活动颈肩部，做保健颈部活动；保持正确的睡眠姿势，枕头高低适中。

2. 注意调情逸致，保持心情舒畅，避免急躁易怒等不良情绪；饮食有节，忌肥甘厚味。

七、肩周炎（旁巴尹）[Bangzmbaq in]

肩周炎是指肩部酸重疼痛及肩关节活动受限、强直的临床综合征，是肩关节周围软组织退行性炎性病变。以50岁左右为多见，故又称“五十肩”。本病的发生与慢性劳损有关，患者亦可有外伤史。

【病因病机】本病起因多为肩部受凉，过度劳累，慢性劳损，或习惯性偏侧卧导致肩部气滞血瘀，不通则痛。

【诊断】

1. 以肩部疼痛、功能活动受限为主要表现。

2. 部分患者肩关节功能活动受限，梳头、穿衣服等动作均难以完成，严重时屈肘手不能摸肩。日久可发生肌肉萎缩，出现肩峰突起及上臂上举不便、后伸不利等症状。

【治疗】

1. 壮医穴位点灸治疗

（1）治疗原则　解毒化瘀，调气止痛。

（2）选穴　手背一环3、9、10穴（TSBh1-3、9、10，双侧），手背二环2、5穴（TSBh2-2、5，双侧），内三桩（DNSz，双侧），腿弯穴（DTw，双侧），患侧肩中穴（TJz，患侧），背三区（解毒区、减压区、通阳区）局部梅花穴。

（3）点灸方法

①两天施灸1次，两周为1个疗程，可治疗2～5个疗程。

②背三区（解毒区、减压区、通阳区）选取局部梅花穴施灸后施行拔罐疗法。

2. 中医穴位点灸治疗

（1）治疗原则　通络活血，祛风止痛。

（2）选穴　肩三针（肩髎、肩前、肩贞）、手五里、曲池、手三里、肩髃、肩井、阳池。

NOTE

（3）点灸方法　每天施灸1次，10天为1个疗程。

【调摄与养护】嘱咐患者坚持功能锻炼，可做“爬墙”动作，并注意给患肩保暖，避免受凉。

八、脚扭伤（扭相）[Niujsieng]

脚扭伤即踝关节扭伤，是指踝关节韧带损伤或断裂的一种病症。为壮医伤科常见病、多发病，可发生于任何年龄。多在行走、跑步、跳跃或下楼梯时不慎发病；或在下坡时，踝跖屈位，突然向外或向内翻，外侧或内侧副韧带受到强大的张力作用，致踝关节失去稳定性，而发生踝关节扭伤。临床以外踝损伤最为常见。临床常见症状为：足踝部明显肿胀疼痛，不能着地，伤处有明显压痛、局部皮下瘀血。如外踝韧带扭伤，则足内翻时疼痛明显；内踝韧带扭伤，则足外翻时疼痛明显。如果是韧带撕裂，则可有内翻畸形、外翻畸形、血肿。

【病因病机】本病的发生多由于剧烈运动或持重过度，或受到外力暴力撞击、强有力扭转、牵拉压迫或因不慎跌倒闪挫而导致两路受阻，气血运行失调，发为此病。

【诊断】

1. 以损伤部位肿胀、疼痛，活动时疼痛，局部压痛，关节部位活动障碍为主要表现。
2. 有明显的外伤史。
3. 排除骨折、脱臼、皮肤破损等。

【治疗】

1. 壮医穴位点灸治疗

（1）治疗原则　祛毒化瘀，调气止痛。

（2）选穴　依照“以灶为穴”的取穴原则，在扭伤部位选取一组梅花穴（以扭伤肿胀处周围为穴），踝后穴（DHh，患侧），土坡穴（DTp，患侧），手心三环6、7、9穴（TSXh3-6、7、9，双侧）。

（3）点灸方法　每天施灸1次，中病即止。

2. 中医穴位点灸治疗

（1）治疗原则　活血化瘀，消肿止痛。

（2）选穴　阿是穴、太冲、昆仑、太溪。

（3）点灸方法　每天施灸1次，疗程视具体情况而定。

【调摄与养护】如果红肿比较严重，可以配合活血消肿的中药外敷；民间常用赤小豆捣碎外敷患处以消肿。

第三节　妇儿科疾病

一、月经不调（约京乱）[Yezgingh bing]

月经不调是指月经周期、经量、经色等发生改变，并伴有其他症状。常见的有月经先期、月经后期、月经先后不定期等。月经先期是指月经周期提前7天以上，甚至10余日一行者。

NOTE

月经后期是指月经周期延后7天以上，甚至40～50天一行。月经先后不定期是指月经周期或提前或延后达7天以上。

西医学的功能失调性子宫出血、生殖器炎症等引起的阴道异常出血，可参考本病进行治疗。

【病因病机】

1. 月经先期　壮医学认为，月经先期的主要病因为“嘘”（气）虚不摄。

（1）“咪隆”（脾）虚，体虚“嘘”（气）不足，或劳倦过度，伤精耗气，使龙路、火路不通，“咪花肠”（妇女胞宫）功能失调，气血不固，则经水运行异常，致月经提前来潮；“咪腰”（肾）虚，年少“咪腰”（肾）不盛，或绝经前“咪腰”（肾）气渐衰，或多产房劳，或久病，伤精耗气，使龙路、火路不通，“咪花肠”（妇女胞宫）功能失调，不能制约经血，遂致月经提前而至。

（2）阳盛“勒”（血）热：过食辛辣煎炒，热毒内郁；或感受热邪，热伤龙路、火路，“咪花肠”（妇女胞宫）功能失调，迫血下行，以致月经提前而至。

（3）阴虚“勒”（血）热：素体阴虚，或失血伤阴，或久病阴亏，或多产房劳耗伤精血，以致阴液亏损，虚热内生，热伏龙路、火路，“咪花肠”（妇女胞宫）功能失调，“勒”（血）热下行，则月经提前而下。

（4）“咪叠”（肝）郁“勒”（血）热或“咪叠”（肝）气郁结：气机不通，郁久化热，使龙路、火路异常，“咪花肠”（妇女胞宫）功能失调，迫血下行，则经水运行异常，月经提前而下。

2. 月经后期　壮医学认为，月经后期的病因主要有“咪腰”（肾）虚、“勒”（血）虚、虚寒、“嘘”（气）阻。

（1）“咪腰”（肾）虚　先天“咪腰”（肾）气不足，或房劳多产，伤精耗气，损伤“咪腰”（肾）气，“咪腰”（肾）虚精亏血少，使龙路、火路不通，“咪花肠”（妇女胞宫）功能失调，气血不能按时蓄溢于“咪花肠”（妇女胞宫），遂致月经延后而至。

（2）“勒”（血）虚　体虚气血不足，或久病失血，或产育过多，耗伤阴血，或劳倦过度，“咪隆”（脾）气虚弱，化源不足，均可致“勒”（血）虚，使龙路、火路失养，“咪花肠”（妇女胞宫）功能失调，遂使月经周期延后。

（3）虚寒　素体阳虚，或久病伤阳，阳虚内寒，内脏失于温养，“嘘”（气）、“勒”（血）虚少，使龙路、火路不通，“咪花肠”（妇女胞宫）功能失调，遂致经行延后。

（4）“嘘”（气）阻　素多忧郁，七情所伤，气机不通，气机不宣，血为气阻，运行不通，使龙路、火路不通，“咪花肠”（妇女胞宫）功能失调，经水运行异常，月经延后而至。

3. 月经先后不定期　壮医学认为，其主要病机在于气血失调而导致血海蓄溢失常。

（1）“咪叠”（肝）气郁　性情抑郁，或忿怒伤肝，七情所伤致气机不通，使龙路、火路不通，“咪花肠”（妇女胞宫）功能失调，经水运行异常，遂致月经先后不定期。

（2）“咪腰”（肾）虚　素体“咪腰”（肾）气不足，或多产房劳、大病久病伤“咪腰”（肾），或少年“咪腰”（肾）气未充，或绝经之年“咪腰”（肾）气渐衰，“咪腰”（肾）亏损，藏泄失司，“咪花肠”（妇女胞宫）功能失调，以致月经先后不定期。

（3）“咪隆”（脾）虚　素体“咪隆”（脾）虚，饮食失节，或思虑过度，损伤“咪隆”（脾）气，“咪隆”（脾）虚统摄无权，气血生化不足，“咪花肠”（妇女胞宫）功能失调，血海

NOTE

蓄溢失常，以致经行先后不定期；血海过期不满，则月经延后，若统摄失职，血溢妄行，则血海不及期而满，又可导致月经提前。

【诊断】

1. 月经先期

（1）连续两个月经周期，月经提前7天以上来潮。

（2）可伴心烦、倦怠乏力、面红口干、面色苍白等。

2. 月经后期

（1）连续两个月经周期，月经延后7天以上来潮。

（2）可伴头昏眼花、面色苍白、小腹隐痛等。

3. 月经先后不定期

（1）连续两个月经周期，月经或提前或延后7天以上来潮。

（2）可伴情绪抑郁、腰膝酸软、胸胁胀痛等。

【治疗】

1. 壮医穴位点灸治疗

（1）*治疗原则* 调气补虚，均衡气血。

（2）*选穴* 手背二环2、5穴（TSBh2-2、5，双侧），腹三环6穴（RFh3-6），腹四环6穴（RFh4-6），咪肠穴（TMc，单侧），花肠穴（THc，在TMc对侧），内三桩（DNSz，双侧）。

（3）*随症配穴* 月经先期加手背二环3穴（TSBh2-3，双侧），鹰嘴环12穴（TYZh-12，双侧）；月经后期加膝二环6、11穴（DXh2-6、11，双侧）；月经先后不定期加膝二环6穴（DXh2-6，双侧），足背一环7、8穴（DZBh1-7、8，双侧）。

（4）*点灸方法* 每3天施灸1次，4周为1个疗程，可治疗3～6个疗程。

2. 中医穴位点灸治疗

（1）*治疗原则* 调理冲任，和血通经。

（2）*选穴* 下关元、腰俞、三阴交。

（3）*随症配穴* 月经先期加太冲、太溪；月经后期加血海、归来；月经先后不定期加脾俞、肾俞、足三里。

（4）*点灸方法* 每天施灸1次，10天为1个疗程。

【调摄与养护】注意保暖，忌食生冷寒凉食物，经期避免重体力劳动与剧烈运动；每天睡前用艾灸盒艾灸脐周30分钟。

二、痛经（经尹）[Gingin]

妇女正值经期或行经前后，出现周期性小腹疼痛，或痛引腰骶，甚则剧痛昏厥者，称为痛经，亦称经行腹痛。本病以青年女性较为多见。

【病因病机】本病的发生与“咪花肠”（妇女胞宫）的周期性生理变化密切相关。痛经病位在“咪花肠”（妇女胞宫），以“不通则痛”或“失养则痛”为主要病机。

邪气内伏或内脏功能失调，加之经期前后气血的生理变化急骤，导致气血运行不畅，龙路受阻，不通则痛；或精血素亏，“咪花肠”（妇女胞宫）失于濡养，失养则痛，故使痛经发作。

NOTE

其之所以伴随月经周期而发作，与经期及经期前后的特殊生理状态有关。在经期或经期前后，由于血海由满盈、溢泻转空虚，气血变化急骤，若病因未除，素体状况未获改善，原致病因素此时再乘机而作，则痛经再次出现。

【诊断】

1. 腹痛多发生在月经来潮前 1 ～ 2 天，行经第 1 天达高峰，可呈阵发性痉挛或胀痛伴下坠感，严重者可放射到腰骶部、肛门、阴道、股内侧，甚至出现面色苍白、冷汗淋漓、手足厥冷、昏厥、虚脱等症状。也有少数患者于经血将净或经净后 1 ～ 2 天始觉腹痛或腰腹痛。

2. 有痛经史，或有经量异常、盆腔炎等病史。

【治疗】

1. 壮医穴位点灸治疗

（1）治疗原则　调气祛毒，补虚止痛。

（2）选穴　咪肠穴（TMc，单侧），花肠穴（THc，在 TMc 对侧），腹三环 6 穴（RFh3-6），腹四环 6 穴（RFh4-6），内三桩（DNSz，双侧），膝二环 6、11 穴（DXh2-6、11，双侧），足背一环 7、8 穴（DZBh1-7、8，双侧），足背中穴（DZBz，单侧）。

（3）点灸方法　每 3 天施灸 1 次，4 周为 1 个疗程，可治疗 3 ～ 6 个疗程。

2. 中医穴位点灸治疗

（1）治疗原则　调理冲任，理气活血止痛。

（2）选穴　气海、中极、承山、三阴交、肝俞、太冲。

（3）随症配穴　实证取中极、次髎、地机；虚证取命门、肾俞、关元、足三里、大赫。

（4）点灸方法　每天施灸 1 次，在下腹疼痛出现时开始施灸，直至疼痛消失为止。

【调摄与养护】注意防寒保暖，忌食生冷寒凉食物，经期避免重体力劳动与剧烈运动；每天睡前用艾灸盒艾灸脐周 30 分钟。

三、更年期综合征（病更年期）[Binghgwnghnenzgiz]

更年期综合征是指以绝经或月经紊乱、情绪不稳定、潮热汗出、失眠、心悸、头晕等为特征，多发生于 45 ～ 55 岁女性，由于卵巢功能的退行性改变，月经逐渐停止来潮进入绝经期，出现一系列内分泌失调和自主神经功能紊乱导致的功能性疾病。

【病因病机】壮医学认为，本病乃肾阴不足，阳失潜藏或肾阳虚衰，经脉失其濡养所致。

【诊断】

1. 主要表现为经行紊乱或绝经，面部潮红，易出汗，烦躁易怒，精神疲倦，头晕耳鸣，心悸不寐，甚至情志异常。

2. 临床可伴有尿频、尿急、食欲不振等，可持续 2 ～ 3 年。

3. 多发生于 45 ～ 55 岁女性。

【治疗】

1. 壮医穴位点灸治疗

（1）治疗原则　调气补虚，平衡阴阳。

（2）选穴　天宫穴（TTg），天一环 3、9 穴（TTh1-3、9），耳环 5 穴（TEh-5，双侧），面环 12 穴（TMh-12），鹰嘴环 12 穴（TYZh-12，双侧），臂内三穴（TBNSx，双侧），手背二

NOTE

环5穴（TSBh2-5，双侧），腹三环6穴（RFh3-6），腹四环6穴（RFh4-6）。

（3）随症配穴　肝郁明显者加右侧内三杆（DNSg，右侧），左侧内三桩（DNSz，左侧），足背一环7、8穴（DZBh1-7、8，双侧）。

（4）点灸方法　两天施灸1次，两周为1个疗程，可治疗2～5个疗程。

2. 中医穴位点灸治疗

（1）治疗原则　调理冲任，宁心安神。

（2）选穴　气海、关元、神阙、肾俞、三阴交、内关、百会、太冲。

（3）点灸方法　每天施灸1次，10天为1个疗程。

【调摄与养护】嘱咐患者注意调养，培养自己的爱好，保持心情舒畅，适当锻炼。

四、小儿发热（勒爷发得）[Lwgnyez Fatndat]

小儿高热指小儿的体温（腋温）超过39℃。引起小儿发热的原因很多，而且比较复杂，但以感受外邪所致者为多，多由于对小儿照料不周，寒温调节不当，使之着凉、感受风寒等邪毒而致。

【病因病机】壮医学认为，发热可由外感诸病及脏腑功能失调导致天、地、人三气不能同步，三道两路不畅，热毒积于体内而发病。外感所致者多由于时疫流行之机，感受疫毒之气；或因寒温失调，风寒之邪侵袭；或感受其他六淫邪气。内伤所致者则由于劳倦过度、饮食失调、情志抑郁、瘀血内停、湿热滞留诸因素导致脏腑功能失调。

【诊断】

1. 以体温升高为主要表现。

2. 临床表现症状轻重不一，主要为怕冷、发热、周身不适、食欲不振、咳嗽、鼻塞、流涕、打喷嚏等。可伴扁桃体和颈部淋巴结肿大、呕吐或腹泻等胃肠道症状。严重者体温可达40℃以上，患儿可出现烦躁不安或嗜睡，甚至引起患儿抽风。

【治疗】

1. 壮医穴位点灸治疗

（1）治疗原则　祛热毒，调阴阳。

（2）选穴　太阳穴（TTy，双侧），山前门穴（TSqm，双侧），背顶穴（RBd），鹰嘴环12穴（TYZh-12，双侧），手背二环2、4穴（TSBh2-2、4，双侧），臂上穴（TBs，双侧）。

（3）点灸方法　第1天点灸两次，间隔15～30分钟。以后每天点灸1次，中病即止。

2. 中医穴位点灸治疗

（1）治疗原则　解表退热。

（2）选穴　风池、太阳、曲池、大椎、合谷、风门、身柱。

（3）随症配穴　咳嗽者加肺俞、天突；泄泻呕吐者加内关、神门、四缝、足三里。

（4）点灸方法　第1天点灸两次，间隔10～15分钟。以后每天点灸1次，中病即止。

【调摄与养护】嘱咐家属注意给患儿保暖，及时为其擦汗，多给患儿饮水。

五、疳积（唉疳）[Baenzgam]

NOTE

疳积以神萎、面黄肌瘦、毛发焦枯、肚大筋露、纳呆便溏为主要表现，是由于喂养不当，影响小儿生长发育的慢性疾病，多见于 1 ～ 5 岁儿童。

西医学的营养不良、缺钙、缺锌等疾病，可参考本病进行治疗。

【病因病机】壮医学认为，本病的发生多由于饮食不节，乳食喂养不当，损伤脾胃，损及谷道，或因慢性腹泻、慢性痢疾、肠道寄生虫等病经久不愈，损伤谷道而引起。

【诊断】

1. 以形体消瘦，体重低于正常体重平均值的 15% ～ 40%，面色不华，毛发稀疏枯黄，严重者干枯羸瘦，食欲差或饮食异常，大便干稀不调，或脘腹膨胀等为主症。

2. 有先天禀赋不足，喂养不当，或病后失调及长期消瘦等病史。

【治疗】

1. 壮医穴位点灸治疗

（1）*治疗原则*　祛食毒，和气血。

（2）*选穴*　拇子穴（TMz，双侧），手心三环 1、2、11、12 穴（TSXh3-1、2、11、12，双侧），前上桩（DQsz，双侧）。

（3）*点灸方法*　两天施灸 1 次，两周为 1 个疗程，可治疗 1 ～ 2 个疗程。

2. 中医穴位点灸治疗

（1）*治疗原则*　健运脾胃。

（2）*选穴*　中脘、下脘、气海、关元、胃俞、脾俞、四缝、足三里。

（3）*点灸方法*　每天点灸 1 次，10 天为 1 个疗程。

【调摄与养护】平时饮食宜调节有度，不挑食，均衡营养，并适当进行户外活动，增强体质。

六、小儿厌食症［Mboujsiengjgwn］

小儿厌食症是指小儿长时间食欲不振，见食不贪，食量减少，甚至拒食的一种病症。各个年龄段都可发病，尤以 1 ～ 6 岁小儿多见。患儿一般除食欲不振外，其他状况良好。但若长期不愈者，可日渐消瘦而成为疳病。

【病因病机】壮医学认为，本病的发生是由于喂养不当，或者他病及脾，伤及脾胃，损及谷道，导致胃不受纳而成。

【诊断】

1. 以形体消瘦，食欲不佳，甚至拒食，面色不华，大便稀或干结不调，或脘腹膨胀等为主症。

2. 常伴夜寐不稳，或呕吐，或食而不化，腹部胀满，大便溏泻或便秘等兼症。

【治疗】

1. 壮医穴位点灸治疗

（1）*治疗原则*　调畅谷道，消食排毒。

（2）*选穴*　拇子穴（TMz，双侧），手心三环 1、2、11、12 穴（TSXh3-1、2、11、12，双侧），右侧内三杆（DNSg，右侧），左侧内上桩（DNsz，左侧），前上桩（DQsz，双侧）。

（3）*点灸方法*　两天施灸 1 次，4 周为 1 个疗程，可治疗 2 ～ 5 个疗程。

2. 中医穴位点灸治疗

（1）*治疗原则*　健运脾胃。

NOTE

（2）选穴　中脘、胃俞、脾俞、四缝、足三里。

（3）点灸方法　每天点灸1次，10天为1个疗程。

【调摄与养护】平时饮食宜调节有度，不挑食，均衡营养，并适当进行户外活动，增强体质。

七、小儿夜啼（勒爷降痕哋）[Lwgnyez Gyanghwnzdaej]

小儿夜啼是指小儿白天如常，入夜则啼哭不安，或每夜定时啼哭的一种病症。

【病因病机】主要是风毒入侵，犯于巧坞（大脑），巧坞功能紊乱，造成夜啼不止。

【诊断】

1. 以入夜啼哭不安，不得安睡，或每夜定时啼哭，甚则通宵达旦啼哭为主症。

2. 详细询问病史，以排除发热、吐泻、外伤等引起啼哭的原因。

【治疗】

1. 壮医穴位点灸治疗

（1）治疗原则　祛风排毒，调气安神。

（2）选穴　天宫穴（TTg），天一环6穴（TTh1-6），膝二环12穴（DXh2-12，双侧），右侧内三杆（DNSg，右侧），左侧内上桩（DNsz，左侧），内下桩（DNxz，双侧）。

（3）点灸方法　两天施灸1次，4周为1个疗程，可治疗2～5个疗程。

2. 中医穴位点灸治疗

（1）治疗原则　安神定惊。

（2）选穴　百会、四神聪、心俞、脾俞、肝俞、阳池、神阙、中脘。

（3）点灸方法　每天点灸1次，5次为1个疗程。

【调摄与养护】平时饮食宜调节有度，不挑食，均衡营养，注意不要惊吓患儿，合理安排患儿睡眠时间，并适当进行户外活动，增强体质。

八、小儿遗尿（濑幽）[Laihyouh]

小儿遗尿又称遗溺、尿床，是小儿在睡眠状态下小便自遗出，醒后方知的一种病症。如果是婴幼儿时期，由于生理上经脉未盛，气血未充，脏腑未坚，智力未全，对排尿的自控能力较差；学龄儿童常因白日游戏过度，精神疲劳，睡前多饮等原因，亦可偶然发生遗尿，这些都不属于病态。但如果超过3岁，特别是5岁以上的儿童，仍不能自主控制排尿，熟睡时仍经常遗尿，轻者数夜1次，重者可一夜数次，则为病理状态。

遗尿症多自幼得病，但也有在儿童时期发生者，可以为一时性，也有持续数月后消失，而后又再出现者，有持续数年到性成熟时才消失者，成人也有遗尿者。遗尿若长期不愈，可使儿童产生自卑感，且小儿的智力、体格发育等都会受到影响。

遗尿与尿失禁的区别在于前者是在睡眠状态下发生，后者是在清醒状态下发生。

【病因病机】壮医学认为，本病多由中气不足，固摄失常，或下元不足，“咪腰”（肾）功能失常，不能制约“咪小肚”（膀胱）所致。

【诊断】

NOTE

1. 以3～12岁的儿童，常在睡眠中遗尿，数日1次，或每夜遗尿，甚则一夜数次为主要表现。

2. 可伴精神不振、少气懒言、面色苍白等症。

3. 患儿无排尿困难或剩余尿，且小便检查正常。

【治疗】

1. 壮医穴位点灸治疗

（1）治疗原则　调气补虚，固涩水道。

（2）选穴　天宫穴（TTg），天一环3、9穴（TTh1–3、9），腹三环6穴（RFh3–6），腹四环6穴（RFh4–6），腰一环5、7穴（RYh1–5、7），内上桩（DNsz，双侧）。

（3）点灸方法　两天施灸1次，两周为1个疗程，可治疗2～3个疗程。

2. 中医穴位点灸治疗

（1）治疗原则　补脾肺肾，培元固本。

（2）选穴　肾俞、命门、关元、阴陵泉、三阴交。

（3）点灸方法　每天点灸1～2次，7天为1个疗程。

【调摄与养护】嘱家属回家后每天睡前用艾灸盒给患儿艾灸脐下30分钟；注意饮食有节，不挑食，均衡营养，增强体质。

第四节　皮肤及五官科疾病

一、痤疮（叻仇）[Lwgcouz]

痤疮是一种毛囊与皮脂腺的慢性炎症性皮肤病。因其初起损害多有粉刺，故又称粉刺。好发于青春期人群。临床主要表现为颜面、胸、背等处出现粟粒样丘疹如刺，或有囊肿、结节，有些融合成片，红肿或者有脓头，可挤出白色或黄白色碎米样粉汁，可伴有轻微瘙痒或疼痛。痤疮的病程往往较长，常此起彼伏，部分患者在青春期后可逐渐痊愈，但有一些患者由于治疗不当或不注意卫生，可发为囊肿、结节或形成疤痕。

【病因病机】壮医学认为，痤疮的发生多由于素体阳热偏盛，肺部蕴热，复感风湿热毒之邪熏蒸面部或脾胃湿热上蒸颜面，湿热瘀痰凝滞肌肤致三道两路受阻而发病。

【诊断】

1. 颜面、胸、背等处出现粟粒样丘疹如刺，或有囊肿、结节，有些融合成片，红肿或者有脓头，可伴有轻微瘙痒或疼痛，可挤出白色或黄白色碎米样粉汁。

2. 部分患处可出现色素沉着。

【治疗】

1. 壮医穴位点灸治疗

（1）治疗原则　祛瘀解毒，调和气血。

（2）选穴　依照“以灶为穴”“长子穴”的取穴原则在患处选取一组穴位，鼻环4、8穴（TBh–4、8），鹰嘴环12穴（TYZh–12，双侧），右侧内三杆（DNSg，右侧），左侧内上桩（DNsz，左侧），内下桩（DNxz，双侧），解毒区。

NOTE

（3）点灸方法

①两天施灸 1 次，4 周为 1 个疗程，可治疗 2 ～ 5 个疗程。

②解毒区用星状针叩刺后再拔罐，每周 1 次。

2. 中医穴位点灸治疗

（1）治疗原则　清热解毒，消肿散结。

（2）选穴　阿是穴、养老、肺俞、曲池、手三里、大椎、风门。

（3）点灸方法　每天施灸 1 次，至愈为度。

【调摄与养护】严禁用手挤、抠局部；治疗期间不宜使用护肤品；饮食宜清淡有节，不挑食，均衡营养，少吃辛辣、油腻、甜食等，多吃瓜果蔬菜，保持大便通畅；起居有常，保持睡眠充足。

二、湿疮（能哈累）[Naenghumz Naengloij]

湿疮是指皮损呈多种形态，发无定位，易于湿烂渗液的瘙痒性渗出性皮肤病症，是一种常见的过敏性、炎症性皮肤病。好发于面部、肘窝、腘窝、四肢屈侧及躯干等处。由于患病部位不同而有各种不同的名称，如浸淫遍体，抓浸黄水，瘙痒无度者，称为“浸淫疮”；以丘疹为主者，称为“血风疮”；发于阴囊部者，称为“肾囊风”；发于四肢弯曲部者，称为“四弯风”；婴幼儿发于面部者，称为“奶癣”。本病男女老少均可发病，无明显季节性，临床特点为皮损呈多样性，奇痒难忍，局部有渗出液，患处潮红或有红斑、丘疹、水疱、糜烂、痂皮、抓痕，易于反复发作。

西医学的湿疹，可参考本病进行治疗。

【病因病机】壮医学认为，其病因主要为湿热毒邪蕴阻，导致三道两路受阻而发病；血虚风燥，化燥生风，肌肤失于濡养也可导致本病的发生。

【诊断】

1. 急性湿疮：皮疹红斑、丘疹、水疱兼夹，集簇成片状，因搔抓常引起糜烂、渗出、结痂等，边缘不清，常呈对称分布。

2. 慢性湿疮：皮肤肥厚粗糙，皮沟明显，可呈苔藓样变，颜色褐红或褐色，表面常附有糠皮状鳞屑，伴有抓痕、结痂及色素沉着。

3. 一般全身症状及体征不明显，部分患者可有烦躁不寐、情绪紧张等表现。

【治疗】

1. 壮医穴位点灸治疗

（1）治疗原则　祛风湿热毒，调和气血，止痒。

（2）选穴　依照“以灶为穴”的取穴原则在患处选取一组梅花穴，臂上穴（TBs，双侧），鹰嘴环 12 穴（TYZh-12，双侧），右侧内三杆（DNSg，右侧），左侧内上桩（DNsz，左侧），膝二环 11 穴（DXh2-11，双侧），内下桩（DNxz，双侧）。

（3）点灸方法　两天施灸 1 次，两周为 1 个疗程，可治疗 4 ～ 6 个疗程。

2. 中医穴位点灸治疗

（1）治疗原则　清热祛湿。

（2）选穴　阿是穴、足三里、阴陵泉、丰隆、手三里、血海、风门。

NOTE

（3）点灸方法　每天施灸1次，10天为1个疗程。

【调摄与养护】忌用热水烫洗和用肥皂等刺激物洗澡，避免用力抓挠；饮食宜清淡有节，忌食辛辣食物、鸡肉、牛肉、羊肉、鱼腥海鲜等发物，少吃油腻、甜食等，戒烟酒；起居有常，保持睡眠充足。

三、白疕（痂怀）[Gyakvaiz]

白疕好发于颈项部，故又称为“摄领疮”。由于患部皮肤状如牛颈脖之皮，厚而且粗糙，故壮族民间称之为“牛皮癣”。

白疕的皮损初起为有聚集倾向的扁平丘疹，干燥而结实，皮色正常或淡褐色，表面光亮。病变日久后丘疹融合成片，并逐渐增大，皮肤增厚干燥成席纹状，稍有脱屑。白疕的重要特征是：基本损害多是圆形或多角形的扁平丘疹融合成片，搔抓后皮肤肥厚，皮沟加深，极易苔藓样变。常伴有阵发性奇痒，入夜更甚，搔之不知痛楚。情绪波动时，瘙痒随之加剧。大多数患者有局部搔抓摩擦之血痂，经常搔抓后形成皮肤苔藓化，以致越搔越痒，皮损加重，而形成恶性循环。局限性者多见于青年或中年人群，皮损好发于颈部及臂弯、腿弯、上眼睑、尾骶、会阴、大腿内侧等处。泛发性者多见于成人或老年人，皮损除发于上述部位外，头皮、躯干及四肢之一或大部受累。病程缠绵，常迁延数年之久，虽经治愈，但容易复发。

西医学的神经性皮炎，可参考本病进行治疗。

【病因病机】壮医学认为，本病初起多由于风毒、热毒、湿毒等外邪侵袭，阻滞于皮肤，蕴结不散而发；或衣服硬领等外来的机械刺激引起皮肤慢性损害，或恣食辛辣肥甘之品，损伤“咪隆”（脾）、“咪腰”（肾），热毒内生，蕴于血分，两路受阻，感邪而发。本病迁延日久，多耗伤阴血，阴血亏虚，生风化燥，或病程日久，气滞血瘀，肌肤失养，发为本病；或情志不安，过度紧张，忧愁烦恼者，更易诱发，且多易复发。

【诊断】

1. 在颈项等部位渐渐出现圆形或多角形的扁平丘疹，融合成片，瘙痒剧烈，皮肤肥厚，皮沟加深，皮肤苔藓化，反复发作，病程缠绵。剧烈瘙痒和皮肤增厚如牛皮是本病的主要特征。

2. 一般无全身不适，可伴有过度紧张、兴奋、忧郁、疲劳、焦虑、急躁等。多见于青壮年人。

【治疗】

1. 壮医穴位点灸治疗

（1）治疗原则　祛风湿热毒，调气血，止瘙痒。

（2）选穴　依照“以灶为穴”的取穴原则在患处选取一组梅花穴或莲花穴（视白疕患处大小而定），鹰嘴环12穴（TYZh-12，双侧），臂上穴（TBs，双侧），右侧内三杆（DNSg，右侧），左侧内上桩（DNsz，左侧），膝二环11穴（DXh2-11，双侧），内下桩（DNxz，双侧）。

（3）点灸方法　每周施灸2～3次，4周为1个疗程，可治疗2～5个疗程。

2. 中医穴位点灸治疗

（1）治疗原则　疏风清热，解毒止痒。

（2）选穴　阿是穴、足三里、血海、肺俞、膈俞、阴陵泉、风门。

NOTE

（3）点灸方法　每天施灸1次，20天为1个疗程。

【调摄与养护】饮食宜清淡有节，忌食辛辣、煎炸、酒等刺激食物和鱼、虾、牛肉等发物，少吃油腻、甜食等，戒烟酒；起居有常，保持睡眠充足。

四、皮肤瘙痒症

皮肤瘙痒症为一种无原发皮疹，以阵发性皮肤瘙痒为主症的病症。多发于成年人，尤其是老年人。好发于身体大部分或全身。瘙痒程度和持续时间因人而异。皮肤瘙痒剧烈，反复搔抓后出现抓痕和血痂，也可见湿疹样变，甚则皮肤肥厚，或苔藓样变，或色素沉着。本病在临床上有泛发性和局限性两种。局限性者以阴部、肛门周围最为多见，本处主要指泛发性者。

【病因病机】壮医学认为，本病初起多由于风毒、热毒、湿毒等外邪侵袭，阻滞于皮肤，蕴结不散而发，或外物刺激皮肤所致，或恣食肥甘厚味之品，损伤“咪隆”（脾）、“咪腯”（肾），热毒内生，蕴于血分，两路受阻，感邪而发。本病迁延日久，多耗伤阴血，阴血亏虚，生风化燥，或病程日久，气滞血瘀，肌肤失养，发为本病。

【诊断】

1. 以阵发性皮肤瘙痒为主要临床症状。可发于身体某一部分或全身。瘙痒程度和持续时间因人而异。皮肤瘙痒剧烈，反复搔抓后出现抓痕和血痂，也可见湿疹样变，甚则皮肤肥厚，或苔藓样变，或色素沉着。

2. 可有异物接触史或饮食不节史。

3. 一般无全身不适，可伴有过度紧张、疲劳、焦虑、急躁等。

【治疗】

1. 壮医穴位点灸治疗

（1）治疗原则　调和气血，祛毒止痒。

（2）选穴　依照“以灶为穴”“抓长子”的取穴原则在瘙痒部位选取一组梅花穴，食中穴（TSz，双侧），臂上穴（TBs，双侧），鹰嘴环12穴（TYZh-12，双侧），右侧内三杆（DNSg，右侧），左侧内上桩（DNsz，左侧），膝二环11穴（DXh2-11，双侧），内下桩（DNxz，双侧）。

（3）点灸方法　两天施灸1次，两周为1个疗程，可治疗2～4个疗程。

2. 中医穴位点灸治疗

（1）治疗原则　疏风止痒。

（2）选穴　阿是穴、手三里、足三里、梁丘、血海、三阴交、神门。

（3）点灸方法　每天施灸1次，疗程视具体情况而定。

【调摄与养护】忌用热水烫洗和用肥皂等刺激物洗澡，尽量避免用力抓挠；饮食宜清淡有节，忌食辛辣食物、鸡肉、牛肉、羊肉、鱼腥海鲜等发物，少吃油腻、甜食等，戒烟酒；起居有常，保持睡眠充足。

五、蛇串疮（奔呗啷）[Baenzbaezlangh]

NOTE

蛇串疮是一侧胸背或腰部皮肤出现集簇疱疹，常呈带状分布，伴剧烈辣痛，痛如火燎，因皮损状如蛇行，故名蛇串疮；因多缠腰而发，故又称缠腰火丹、串腰龙。多见于成年人，好发于春、秋季节。相当于西医的带状疱疹。

【病因病机】湿热内蕴，复感火毒热邪为其病机特点。饮食失调，或脾失健运，湿浊内生，外发肌肤，聚于肌表；或情志不遂，郁久化热；或湿热内蕴，火热之毒壅于肌肤，流窜三道两路，阻滞不通，故红斑、丘疹、疱疹、剧痛等症并见。

【诊断】

1. 好发于老年人、青壮年人及体质虚弱者，发病前常伴有一些全身症状，如倦怠、少食、发热、头痛等，其潜伏期为 7 ～ 12 天。

2. 初起为发病部位辣痛，渐起为炎性红斑、红疹，并迅速转变为水疱，状似珍珠，疱液透亮，周围绕以红晕，数个或更多的水疱组成簇集状，排列成带状，伴有瘙痒、辣痛等症。经 1 周左右，疱液浑浊，或部分溃破、糜烂、渗液，最后干燥结痂，待皮损脱落后，遗留瘢痕，部分患者有后遗神经痛，达数月或数年之久。

3. 本病治愈后可获终身免疫。

【治疗】

1. 壮医穴位点灸治疗

（1）*治疗原则* 祛湿通路，清热解毒，调气止痛。

（2）*选穴* 依照“以灶为穴”的取穴原则在疱疹部位选取多组梅花穴（以疱疹处神经丛走向及其周围为穴），食中穴（TSz，双侧），右侧内三杆（DNSg，右侧），左侧内上桩（DNsz，左侧），臂上穴（TBs，双侧），鹰嘴环 12 穴（TYZh-12，双侧），膝二环 11 穴（DXh2-11，双侧），解毒区。

（3）*点灸方法*

①两天施灸 1 次，两周为 1 个疗程，可治疗 1 ～ 2 个疗程。

②解毒区用星状针叩刺后再拔罐，每周两次，连续治疗两周。

2. 中医穴位点灸治疗

（1）*治疗原则* 清热利湿，行气止痛。

（2）*选穴* 阿是穴、血海、足三里、关元、气海、三阴交。

（3）*点灸方法* 每天点灸 1 次，每穴点灸 1 ～ 3 壮，5 天为 1 个疗程。

【调摄与养护】忌用热水烫洗和用肥皂等刺激物洗澡，尽量避免用力抓挠；饮食宜清淡有节，忌食辛辣食物、鸡肉、牛肉、羊肉、鱼腥海鲜等发物，少吃油腻、甜食等，戒烟酒；起居有常，保持睡眠充足。

六、带状疱疹后遗神经痛

带状疱疹后遗神经痛是皮肤科和疼痛科临床较常见的疾病。带状疱疹是由水痘 - 带状疱疹病毒引起的，主要侵犯周围神经和皮肤，以周围神经疼痛和被侵犯神经所支配区域皮肤的红斑、丘疹、簇集性水疙瘩为临床特征的皮肤感染性疾病。临床上常以局部神经痛为首发症状，不同的患者发病期出现疼痛的性质及持续时间可以不一样，有的患者被彻底治愈，有的患者则在皮疹消退后仍有持续的慢性疼痛，即通常所称的带状疱疹后遗神经痛。带状疱疹后遗神经痛是带状疱疹最为常见和最严重的并发症，好发于中老年及免疫力低下患者，常持续数月后发展为难治性神经痛，因疼痛剧烈、持续时间长，对患者的生活质量造成严重影响。9% ～ 34% 的

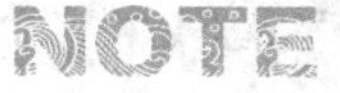

带状疱疹患者会发生带状疱疹后遗神经痛，且其发生率随年龄增加而增加。

【病因病机】湿热邪毒入侵日久，阻滞龙路、火路，道路不通，气血运行不畅，耗散人体正气，人体气虚驱邪无力，邪毒内蕴，毒壅于龙路、火路，阻滞不通，气血紊乱而发病。

【诊断】

1. 好发于中老年及免疫力低下患者，有带状疱疹发病史。

2. 带状疱疹的皮疹消退以后，其局部皮肤仍有疼痛不适，且持续 1 个月以上，临床表现为局部阵发性或持续性灼痛、刺痛、跳痛、刀割痛，严重者影响休息、睡眠、精神状态等。

【治疗】

1. 壮医穴位点灸治疗

（1）*治疗原则*　调气，和血，止痛。

（2）*选穴*　依照“以痛为穴”的取穴原则，在疼痛部位选取 1 ～ 2 组梅花穴或莲花穴（以疼痛处神经丛走向及其周围为穴），右侧内三杆（DNSg，右侧），左侧内上桩（DNsz，左侧），鹰嘴环 12 穴（TYZh-12，双侧），膝二环 11 穴（DXh2-11，双侧），足背一环 7、8 穴（DZBh1-7、8，双侧），解毒区。

（3）*点灸方法*

①两天施灸 1 次，两周为 1 个疗程，可治疗 2 ～ 4 个疗程。

②解毒区用星状针叩刺后再拔罐，每周 1 次，可治疗 3 ～ 4 周。

2. 中医穴位点灸治疗

（1）*治疗原则*　调和气血，祛风止痛。

（2）*选穴*　阿是穴、夹脊、血海、足三里、阳陵泉。

（3）*点灸方法*　每天点灸 1 次，每穴点灸 1 ～ 3 壮，10 天为 1 个疗程。

【调摄与养护】饮食有节，忌食辛辣及羊肉、香菜、鸡、鸭、虾、蟹、蛋等发物，少吃油腻、甜食，忌饮酒及碳酸饮料；起居有常，注意休息，戒烟酒；保持心情舒畅。

七、睑腺炎［Mwzlizcungj］

睑腺炎，又称偷针眼，是由于睫毛毛囊的皮脂腺或睑板腺被细菌感染所引起的急性化脓性炎症，主要表现为眼睑生小疖肿，形如麦粒，故又名麦粒肿。可伴有局部红肿疼痛或恶寒发热等症状。根据受累腺组织的不同，可分为外睑腺炎和内睑腺炎。外睑腺炎是睫毛毛囊的皮脂腺受感染，因其位于眼睑皮肤，故又称睑边疖；内睑腺炎为睑板腺急性化脓性炎症，又称睑板腺炎。

【病因病机】本病主要是由于热毒上攻眼睑，邪毒内蕴，毒壅于龙路、火路，气血瘀滞不通，热毒结聚所致。

【诊断】

1. 眼睑生小疖肿，形如麦粒。可伴有局部红肿疼痛。

2. 重者伴有耳前、颌下淋巴结肿大及压痛、全身畏寒、发热等。

【治疗】

1. 壮医穴位点灸治疗

（1）*治疗原则*　祛毒，消肿，止痛。

（2）*选穴*　依照“以灶为穴”的取穴原则，直取睑腺炎部位为穴选取梅花穴，面环 2、10

NOTE

穴（TMh-2、10），臂上穴（TBs，双侧），鹰嘴环 12 穴（TYZh-12，双侧）。

（3）点灸方法　每天施灸 1 次，治疗 2 ～ 3 天。

2. 中医穴位点灸治疗

（1）治疗原则　疏风清热，解毒散结。

（2）选穴　阿是穴、二间、身柱、隐白、后溪、外关。

（3）点灸方法　每天施灸 1 次，连续点灸 3 ～ 5 天。

3. 其他疗法　可配合使用红霉素眼药膏或氯霉素眼药水。

【调摄与养护】忌用热水和刺激物洗脸，尽量避免用力搓眼睛；饮食宜清淡有节，忌食辛辣食物、鸡肉、牛肉、羊肉、鱼腥海鲜等发物，少吃油腻、甜食等，戒烟酒；起居有常，保持睡眠充足。

八、红眼病（火眼）[Hojyenj]

红眼病即急性结膜炎，其主要症状为睑结膜及球结膜充血发红，分泌物增多，自觉灼热，怕光，发痒，流泪及异物感等，常累及双眼。由于本病能迅速传染并引起广泛流行，故有天行赤眼之称。发病多在夏、秋季，患者常有红眼病接触史。

【病因病机】本病主要是由于感受风热疫疠之气，上攻“勒答”（眼睛），邪毒内蕴，毒壅于龙路、火路，气血阻滞不通，热毒结聚所致。

【诊断】

1. 睑结膜及球结膜充血发红，分泌物增多，自觉灼热，怕光，发痒，流泪及异物感等，常累及双眼。

2. 患者常有红眼病接触史。

【治疗】

1. 壮医穴位点灸治疗

（1）治疗原则　祛毒，消肿，止痛。

（2）选穴　眼环 3、6、、9、12 穴（TYh-3、6、9、12，患侧），耳峰穴（TEf，双侧），肩环 4、6 穴（TJh-4、6，双侧），臂上穴（TBs，双侧），鹰嘴环 12 穴（TYZh-12，双侧）。

（3）点灸方法　每天施灸 1 次，治疗 2 ～ 3 天。

2. 中医穴位点灸治疗

（1）治疗原则　清泄风热，祛邪止痒。

（2）选穴　攒竹、鱼腰、太阳、睛明、承泣、曲池、合谷。

（3）点灸方法　每天施灸 1 次，连续点灸 3 ～ 5 天。

3. 其他疗法　可配合使用氯霉素眼药水。

【调摄与养护】忌用热水和刺激物洗脸，尽量避免用力搓眼睛；饮食宜清淡有节，忌食辛辣食物、鸡肉、牛肉、羊肉、鱼腥海鲜等发物，少吃油腻、甜食等，戒烟酒；起居有常，保持睡眠充足。

九、鼻炎（楞涩）[Ndaengsaek]

鼻炎是指鼻腔黏膜和黏膜下层的慢性炎症，分为过敏性鼻炎、萎缩性鼻炎和慢性鼻炎。过

NOTE

敏性鼻炎是鼻腔黏膜的变态反应性疾病，是以突然和反复发作鼻塞、鼻痒、喷嚏、流清涕为特征的病症。萎缩性鼻炎是一种发展缓慢的鼻腔萎缩性炎症，主要是鼻黏膜萎缩，有时鼻甲也萎缩。慢性鼻炎一般分为单纯性慢性鼻炎、肥厚性鼻炎、干燥性鼻炎等，本病多继发于急性鼻炎反复发作或未经彻底治疗；或受邻近器官（鼻旁窦、扁桃体等）炎症的长期影响；或受外界不良因素，如尘埃、有害气体、干燥、高温等长期作用。

西医学的慢性鼻炎、鼻窦炎、鼻甲肥大、鼻咽癌等，可参考本病进行治疗。

【病因病机】

1. 过敏性鼻炎 壮医学认为，其病多因为风寒毒邪、异气之邪侵袭鼻窍，或肺肾气虚而致“咪钵”（肺）功能失常，卫表不固，复而感受外邪，肺气失宣，上冲鼻窍而导致发病。

2. 萎缩性鼻炎 壮医学认为，本病主要是由于燥邪侵犯“咪钵”（肺），耗伤津液，“咪隆”（脾）亏虚，湿热熏灼，鼻失濡养所致。

3. 慢性鼻炎 壮医学认为，本病的病因多为“咪钵”（肺）、“咪隆”（脾）功能失调，肺络受阻，壅滞鼻窍；或脾肺虚弱，气血瘀滞，客于鼻窍，阻塞气道，邪毒滞留鼻窍，引起三道两路不通所致。

【诊断】

1. 过敏性鼻炎 临床表现为突然发作鼻塞、鼻痒、喷嚏、流大量清涕、鼻黏膜苍白水肿，或阵发性鼻咽部、眼部干燥发痒，频频打喷嚏，鼻塞，随后流出大量水样鼻涕，常伴有嗅觉障碍为特点。通常于早晨醒来，或环境气温发生急剧变化及接触某种致敏物质时发病。呈突发性，起病急，症状持续时间甚短，症状消失后一切如常。常反复发作，病程一般较长。

2. 萎缩性鼻炎 临床主要表现为嗅觉减退或消失，鼻内干燥，鼻塞，鼻出血，头痛，头昏，鼻道宽大，或见鼻气腥臭等。

3. 慢性鼻炎 临床上可见鼻阻塞、干燥、分泌物增多、嗅觉障碍等症状。单纯性慢性鼻炎主要症状为鼻塞和鼻分泌物增多；若有化脓性细菌繁殖，则分泌物可能是脓性黏液。鼻塞常时轻时重，或双侧交替性鼻塞，反复发作，经久不愈，甚至引起嗅觉失灵。

【治疗】

1. 壮医穴位点灸治疗

（1）治疗原则 调气补虚，通调气血。

（2）选穴 鼻环2、4、8、10穴（TBh-2、4、8、10），手背一环3、4穴（TSBh1-3、4，双侧），手背二环2、3穴（TSBh2-2、3，双侧），鹰嘴环12穴（TYZh-12，双侧），前上桩（DQsz，双侧），足背一环7、8穴（DZBh1-7、8，双侧）。

（3）点灸方法 两天施灸1次，两周为1个疗程，可治疗2～4个疗程。

2. 中医穴位点灸治疗

（1）治疗原则 宣通鼻窍。

（2）选穴 上星、印堂、迎香、合谷。

（3）点灸方法 每天施灸1次，10天为1个疗程。

【调摄与养护】尽量避免用力搓挠鼻子；饮食宜清淡有节，忌食辛辣及烟酒刺激；注意防寒保暖，早晚搓按鼻周穴位。

NOTE

十、咽炎（货烟妈）[Hozin]

咽炎是因脏腑虚弱，咽部失养，或邪滞咽部，出现以咽痛、灼热、干痒、异物不适感等为主要症状的病症。咽炎为常见病、多发病，多发于成年人，反复发作，常因机体抵抗力下降、受凉、疲劳、烟酒过度等因素诱发本病。

西医学的急性咽喉炎、慢性咽喉炎、扁桃体炎、声带结节等引起的咽喉疼痛，均可参考本病进行治疗。

【病因病机】壮医学认为，咽炎的主要发病机理是：热毒、痧毒、风毒等邪毒从口鼻入侵，经气道、谷道的门户咽喉，邪正交争，三道两路气机阻滞，影响天、地、人三气同步；若饮食不当，过食辛辣、煎炒、肥甘厚味，谷道、气道热毒内生，热毒上攻咽喉，亦可引起三道两路气机阻滞，天、地、人三气不能同步而发病。另外，人体平素虚弱，其相关枢纽脏腑功能失调，三道两路不通，天、地、人三气不能同步，亦可引发本病。

【诊断】

1. 以咽喉疼痛，咽部红肿；或咽痛干燥灼热，微痛；或咽痛干燥不适，微痛、微痒；或疼痛剧烈，吞咽困难，有堵塞感，或声音嘶哑为主要临床表现。
2. 慢性咽炎病程较长，咽部不适感反复发作。
3. 机体抵抗力下降、受凉、疲劳、烟酒过度等，常易诱发本病。

【治疗】

1. 壮医穴位点灸治疗

（1）治疗原则　解毒，消肿，止痛。

（2）选穴　鹰嘴环12穴（TYZh-12，双侧），臂上穴（TBs，双侧），手背二环2、4穴（TSBh2-2、4，双侧），手心二环8、9穴（TSXh2-8、9，双侧），踝后穴（DHh，双侧）。

（3）点灸方法　两天施灸1次，1周为1个疗程，可治疗1～3个疗程。

2. 中医穴位点灸治疗

（1）治疗原则　清热利咽，消肿止痛。

（2）选穴　少商、合谷、商阳、肺俞、风池、内庭。

（3）点灸方法　每天施灸1次，疗程视具体情况而定。

【调摄与养护】饮食宜清淡有节，忌食辛辣煎炸及烟酒等刺激性食物；起居有常，劳逸结合，注意防寒保暖。

十一、耳鸣（惹茸）[Rwzokrumz]、耳聋（惹努）[Rwznuk]

耳鸣、耳聋是指听觉异常、听力下降的两种症状，可由多种疾病引起。耳鸣以自觉耳内鸣响为主症，耳聋以听力减退或听觉缺失为主症，临床治疗方法基本相同，故并列论述。

【病因病机】耳鸣、耳聋两者在病因病机上大致相同。耳鸣、耳聋的病因有内因和外因，内因为恼怒、惊恐致“咪叠”（肝）、“咪背”（胆）风火上逆，经气闭阻，三道两路不通或肝肾阴虚，精气不能上达于耳而发病；外因为风邪侵袭，壅遏清窍。亦有因突然暴响震伤耳窍而引起者。

NOTE

【诊断】

1. 耳鸣的主要症状为自觉耳内或头颅里鸣响，如闻蝉声，或如风声，或如鼓声，鸣声或大或小，妨碍听觉。

2. 耳聋的主要症状为听力障碍，听力有不同程度的减退，甚或听觉缺失。

【治疗】

1. 壮医穴位点灸治疗

（1）*治疗原则* 调气，补虚。

（2）*选穴* 耳环 5、8 穴（TEh–5、8，双侧），鹰嘴环 3、6 穴（TYZh–3、6，双侧），手背一环 9、10 穴（TSBh1–9、10，双侧），手背二环 8、10 穴（TSBh2–8、10，双侧），右侧前三杆（DQSg，右侧），左侧内三桩（DNSz，左侧）。

（3）*点灸方法* 两天施灸 1 次，两周为 1 个疗程，可治疗 2 ～ 4 个疗程。

2. 中医穴位点灸治疗

（1）*治疗原则* 清肝益肾，疏通耳窍。

（2）*选穴* 翳风、听会、耳门、巨阙、听宫、关元、肾俞、百会、足三里。

（3）*点灸方法* 每天施灸 1 次，20 天为 1 个疗程。器质性损害引起耳鸣、耳聋者，不宜用本法治疗。

【调摄与养护】注意防寒保暖，忌食辛辣煎炸及烟酒等刺激性食物；起居有常，劳逸结合，加强身体锻炼，保持心情舒畅。

NOTE